JN219546

愛 知 医 科 大 学 式

ラパヘルの要点

監修

佐野 力　齊藤 卓也

へるす出版

巻頭言

　小生が愛知医科大学消化器外科教授を拝命して10年が経ちました。着任時から，医局員の面々もほぼ入れ替わり，任期も残すところもうすぐ１年になります。小生の一番のライフワークは肝胆膵の悪性腫瘍手術で，すべて開腹手術です。しかしながら，教授着任早期より将来的にはロボット支援下を含め鏡視下手術に移行していくことは自然であり，当然の流れととらえていました。教室の発展のためには，鏡視下手術に力を注ぐことが必要不可欠であり，まずは腹腔鏡下胆嚢摘出術の定型化を図り，胃大腸がん手術に積極的に鏡視下手術を導入いたしました。着任時には夢に描いていたロボット支援下膵頭十二指腸切除も現在では適応症例を限って施行しています。ヘルニア根治術にも鏡視下手術を導入し，学外の著明な先生方の指導を仰ぎ，屋根瓦方式の教育システムを徹底することで，毎年のように日本内視鏡外科学会の技術認定医をヘルニア部門で取得することができています。現在教室には，他施設で取得した１名を含め，計７人のヘルニア部門での内視鏡外科学会技術認定医が所属しており，今年度の受験予定者も現在修練中です。１施設にこれほど多くのヘルニア部門での内視鏡外科学会技術認定医が所属する施設は稀有だと考えています。これには毎年の受験者の相当な修練と努力，気力が必要であったと傍で見ていて感じています。まさにチームワークのなせる業と高く評価しています。また，本学では大学病院としては本邦初の腹部ヘルニアセンターを設立し，多種多様なヘルニアに対応しており，ＴＡＰＰの成人症例数も年間200件を超えています。豊富な症例数もＴＡＰＰ技術習得の追い風になっていることは間違いありません。

　ヘルニア根治術は，若手外科医の習熟すべき重要な術式であり，ここ数年来の教室での実際をヘルニア部門での内視鏡外科学会技術認定医が解説し，評価，ご批判を頂くとともに，みなさんの習熟の一助となれば嬉しい限りです。

　少しでも多くの若手医師にこの本を手に取ってもらい，難関である内視鏡外科学会技術認定医取得を目指して欲しいと願っています。ヘルニアに関する技術書ではありますが，ヘルニアの鏡視下手術には，内視鏡手術に必要な基本的技術がほとんど含まれており，これを習熟すればどのような鏡視下手術にも応用が利くものと門外漢ながら考えています。小生が若いころ，まだ研修医だったころに，“アッペと胃切除がちゃんとできれば，その後どんな手術でもできるようになる”と，ある外科教授に言われたことがあります。どんな手術も基本的手技の繰り返しと応用で成り立っています。基本手技のできている外科医は，新しい手術に挑戦してもすぐに習熟が可能になると思っています。手術はscienceであると同時にartでもあります。手術を絵画に例えると，レンブラントでもピカソでも全く画風の違う著明な画家にリンゴのデッサンを描いてもらえば，ほぼ同じものができあがると思います。基本技術に裏打ちされた画風であり，基本ができていない者が自由に描くのは子どもの落書きと同じです。先達の基礎技術をいかに習熟（今どきの言葉だと完コピ）するかが第一歩なのだと確信しています。

この先鏡視下手術は腹腔鏡下ではなく，ロボット支援下になっていくと考えていますが，TAPP
の手技・基本操作が変わるわけではないことが重要なポイントと考えています。本書が若手から
ベテランの外科医にとって，TAPP を理解し，習熟するための一助となれば望外の喜びであります。

　本書を製作するにあたり，自分だったら，手術を覚えるためにこんな参考書があったらいいな，
医局の所蔵ではなくこれくらいの値段なら自腹を切って買うだろうな，という本を作りたいと考
えました。また，気軽に持ち歩ける手術書であり，気軽に書き込み，ラインマーカーでのマーキ
ングができるもので，持ち歩いても表紙が丈夫で傷みにくいものにしたいと出版社の方にお願い
をいたしました。

　私たちの提案するこの技術書が，若手を中心に少しでも役に立つものとなることを祈念してい
ます。

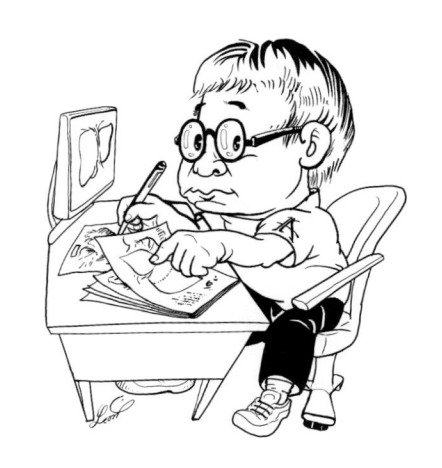

令和7年2月

愛知医科大学外科学講座消化器外科　教授　佐野　　力

監　修

佐野　　力，齊藤　卓也

執筆者一覧

愛知医科大学外科学講座消化器外科

佐野　　力　主任教授

金子健一朗　教授（特任）

齊藤　卓也　准教授（特任）

深見　保之　准教授（特任）

篠原健太郎

上田　　翔

倉橋真太郎

加藤　翔子

安井　講平

鈴木　健太

目　次

動画配信

本書に関連した，手術手技動画がご覧いただけます。

各章頁にある二次元コードをスマートフォンやタブレットなどで読みとってください。

なお，動画閲覧の際は，以下の注意点を必ずお読みください。

〔 注 意 点 〕

1．動画はストリーミング配信による閲覧となります。スマートフォンやタブレットなどで動画
を再生する場合，高額のパケット通信料が請求されるおそれがありますので，ご注意ください。
2．動画の公開を終了する場合は，弊社ホームページに告知いたします。

〔 動 画 目 次 〕

愛知医科大学式 ラパヘルの要点 動画目次

第 **1** 章
TAPPの適応と準備

POINT

- "たかが脱腸" の手術ではないと患者に理解してもらえる説明をする。
- 安全な手術のための術前診断，準備，インフォームドコンセントを。
- クリニカルパスを導入しよう。
- 手術室や手術台のセッティングを定型化しよう。
- 使用する器械種類，配置，固定法，ポートの挿入法を定型化しよう。
- スコピストのクオリティで手術はよりよくなる。

はじめに

　本邦では男性の約27%，女性の３%が鼠径ヘルニアに罹患するといわれており，全国では年間約15万人程度に対して手術が行われている[1]。全国各地，多くの施設で手術治療が行われているが，そのアプローチや方法・手術手技は非常に多彩であり，いずれも一長一短である。そして罹患率の多さから，鼠径ヘルニアは外科領域において一般的な疾患であり臨床で遭遇することも多い。しかし決して"簡単な手術で治る"と安易に説明できるような疾患ではなく，判断や手技を誤ると重大な合併症や後遺症を残し，患者を長く苦しめるリスクをはらんでいることを忘れてはならない。良性疾患における合併症・後遺症は，時に悪性疾患のそれよりも患者も医療者も苦しめる。そのため，手術手技の習熟はもちろん，入念な術前準備やクリニカルパスの導入への努力や手間を惜しんではならない。本項では，当科での鼠径ヘルニアに対する transabdominal preperitoneal repair（TAPP）の適応と準備について解説する。

適　応

　鼠径ヘルニアの手術適応について，有症状であれば手術を行う方針としている。とくに疼痛を伴う症例，嵌頓の既往がある症例については積極的に手術を勧めている。年齢制限による術式の制限は設けていない。また，無症状であっても身体所見や画像所見でヘルニアを認める場合にも嵌頓リスクや増悪リスクをよく説明のうえ，手術を勧めている。一方で患者の自覚症状の訴えのみがあり，身体所見や画像検査ではヘルニアの存在を認めない場合は，症状についてよく問診を行い，場合によっては Watchful Waiting を行う[2]。いずれかの所見が明らかになるまでは何度か通院いただき，患者に症状出現時の記録や写真などを撮ってもらうなど指導し，外来で身体所見，超音波検査所見，CT 所見，症状の訴えや記録からヘルニアの存在確率が高いと判断した場合は，よく話し合ったうえで手術を勧めている[3]。その場合はヘルニアが存在せず審査腹腔鏡で終える可能性もあるため，あらかじめ十分に説明しておくべきである。鼠径ヘルニア嵌頓症例についてはメッシュ修復のタイミングについて議論の余地はあるが，当科では腸管切除を伴う症例には二期的なヘルニア修復をする方針を一貫して行っている。大腿ヘルニア，閉鎖孔ヘルニアについては嵌頓で診断されることが多いが，原則手術適応としており，メッシュ修復のタイミングについては鼠径ヘルニアと同様の対応である[3]。

術式選択

　いずれのヘルニアに対しても TAPP を第一選択としている。TAPP は対側ヘルニアの有無や腹腔内を観察できることや，また疼痛の程度においても利点があると考えている[4]。また当科で確立した手術手技を継承していく意味でもこだわりをもって TAPP を行っている。

　しかし，やはり年齢・併存症・生理検査異常などから全身麻酔リスクや合併症リスクが高い症例については，局所麻酔下での前方到達法も積極的に行っている。一方で術前

リスクが高いがヘルニア門が巨大な陰嚢型ヘルニアについては鼠径部切開法よりも腹腔内から修復したほうがよりメリットがあると考えており，全身麻酔でのTAPPが適応できるかどうか再検討し模索するようにしている。

また，腹腔内の強い癒着が予想される症例やロボット支援下前立腺全摘術（RARP；robot assisted radical prostatectomy）術後の鼠径ヘルニアに対してもTAPPを選択肢に入れつつまずは腹腔鏡での観察を行うが，術前に鼠径部切開法の説明も行い，術中に術式を判断する方針をとっている。

外来診察

基本的な外来診察として，問診による病歴聴取，身体診察，画像検査，全身スクリーニングを行う。診察室に入ったとき，必ずしもヘルニアが脱出しているわけではないため，問診と身体診察は入念に行う必要がある。現病歴や既往歴のほかに，自覚症状としてのヘルニアの大きさや脱出する時間や条件，疼痛の有無，還納感やグル音の有無などの情報は，診察時の身体所見に乏しくとも診断の助けとなるため聴取すべき重要な項目である。身体診察は立位，臥位での触診を必ず行い，患者に腹圧をかけてもらい脱出の有無を観察する。当科では鼠径ヘルニアを疑う患者は全例単純CT検査を行っている。CT検査での診断について明確なエビデンスはないが，腹臥位になってもらい腹圧を上げた状態で撮影を行い，ヘルニア脱出が検出されやすいようにしている（図1-1）[5]。

図1-1 仰臥位でのCTと腹臥位でのCT画像

腹臥位ではヘルニア脱出を確認できることがある

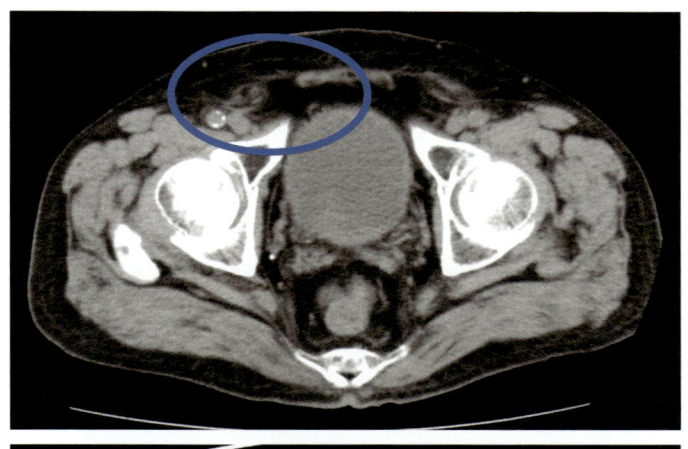

a：仰臥位

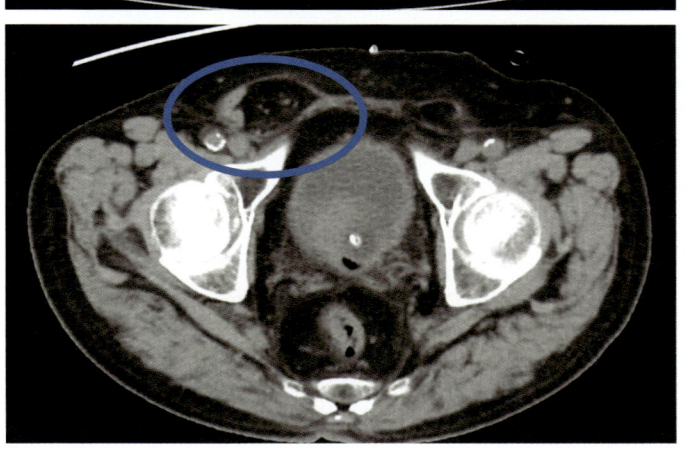

b：腹臥位（180°回転）

他疾患のスクリーニングにもなる。このほか，全身のスクリーニング検査として，血液生化学検査，胸腹部 X 線検査，心電図検査，心エコー検査（高齢者や心疾患既往のある場合），呼吸機能検査を行い麻酔リスクとなる潜在的な併存疾患の除外を行う。Eastern Cooperative Oncology Group Performance Status（ECOG-PS）[6]の情報も手術適応や術式選択において重要である。

インフォームドコンセント

　手術のインフォームドコンセントを得る際には，原則家族やパートナーの同席を依頼している。なかには，脱腸の手術は "簡単な手術" なので，"簡単な説明" ですむ…といった誤解をもって受診する患者もいるため，決してそんな安易な治療ではないということをよく教育することが時には必要であろう。インフォームドコンセントを得るうえで，以下のポイントをよく理解してもらえるように説明を行う。

1 病名と病態を正しく伝える

　患者のなかには，"たかが脱腸" と理解しており病識が低かったり，複雑な病態を理解することを諦めていたりする方も少なくない。患者との付き合いが比較的短い疾患であるぶん，病名と病状をしっかりと説明し，よくご理解いただくのが理想であろう。

2 無治療の場合の予想される経過やリスク

　良性疾患とはいえ手術しか選択肢がないため手術治療を希望されない患者もいる。増悪のリスクや嵌頓のリスクについてしっかりご理解いただいたうえでの判断をしてほしい。

3 手術の方法や術式変更の可能性

　手術法の説明については言わずもがなであるが，腹腔鏡下での修復が困難な場合，前方到達法に術式変更することがあることを，すべての患者にお話しておくことが無難であろう。また TAPP の利点である，①術後疼痛が比較的軽い点，②早期社会復帰可能な点，③メッシュ留置が広くできるため近傍のヘルニア発生の予防的な意義もある点，などを強調してお話しすると患者満足度の向上にも役立つかもしれない。

4 合併症の可能性

　必ず説明をしておくべき代表的な合併症を表 1-1 に記す。これらの可能性を包み隠さずお話しする[7]。たいていの患者は，"たかが脱腸" の手術で！と驚くが，しっかりと患者教育をされたい。ここで，これらのリスクよりも手術のメリットのほうが高いことをお話しすると安心されるであろう。

表1-1　必ず説明をしておくべき代表的な合併症

出血
創部感染
メッシュ感染
術後慢性疼痛
再発
漿液腫
他臓器損傷
皮下気腫・空気塞栓
深部静脈血栓・肺塞栓症
精巣動静脈・精管損傷による男性不妊・睾丸萎縮
全身麻酔手術で起こり得る全身的な合併症 　肺炎，無気肺，心不全，狭心症，心筋梗塞，脳出血，脳梗塞， 　腸閉塞など

5　術後の一般的な経過や注意点

　術後の食事制限などはなく，疼痛は通常鎮痛薬内服でコントロールできる程度であり，約1～2週間程度で改善していく。日常生活，自転車や車の運転，デスクワークなどは退院後すぐに行ってもらってもよい。ドレッシング材は術後3日目に自身で除去するように指導する。術後は約2週間程度で一度外来受診いただくが，それまでは禁酒とシャワー浴のみで過ごしていただく。決まった就労制限などは設けないが，重いものを持ち上げるような肉体労働や腹筋運動などのトレーニング，激しいスポーツなどは術後1カ月程度控えていただくようにお話をしている。

クリニカルパス

　当科での通常の鼠径ヘルニア手術は，前日入院・手術翌日に退院というように2泊3日を基本としている。手術当日の入院や日帰り手術も安全性の報告があり可能ではあると思うが，患者自身やご家族にとって，1日のうちに入院，退院，手術といった忙しない動きがあることはわれわれが思っている以上に大変である。また，当院のような1日の全科手術件数が多い総合病院や緊急手術が多い施設にとっては，前日入院していただき，後ろの時間が十分に余裕があったほうが手術を組みやすいという理由もある。1日の状況によっては思わず退室時間が夜勤帯にかかってしまうこともあるなど，やはり余裕があるに越したことはない。当日入院や当日退院は患者にとっても医療者にとっても大きなエネルギーを要し，われわれはそこへのこだわりはもっていない。また術後一晩空けてから患者の状態を観察できることは安心感を得ることができる。場合によっては術後疼痛が強い患者は希望に沿って1日延泊していただくこともある。このようなことも患者満足度向上につながる対応と思っている。

　当科では，鼠径ヘルニアの手術入院中はクリニカルパスを適応している[8]。当科で使用している患者用クリニカルパスを紹介する（図1-2）。鼠径ヘルニア手術にはクリニカルパスはよい適応であると考える。入院期間が短く経過も比較的画一的で診療を標準化しやすいため，施設ごとに精度の高いクリニカルパスを作ることは難しくない。また

図1-2　当科の TAPP における患者用パス

退院後の自己処置の方法なども記載している

入院診療計画書　（　　　）病棟

氏名：　　　　　（ID　　　　）　　主治医：齋藤卓也　印
DPC：060160x099xxxx　　令和　　年　　月　　日　　説明看護師：

⑦鼠径ヘルニア手術を受けられる患者さんへ
病名：
手術の開始時間は（　　　）頃です

項目	入院日・手術前日	手術当日（手術前）	手術当日（手術後）	手術後1日目（退院）
月日（日時）				
経過（病日）				
達成目標	◆手術の必要性を理解し同意している ◆手術の準備が整っている ◆下剤による排便がある		◆血圧が安定している ◆痛みがコントロールできる ◆食事摂取後、嘔気や腹部膨満感がない	◆傷の腫脹や発赤がない 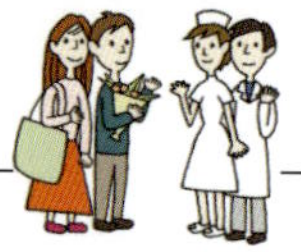
治療・薬剤 点滴・内服	・夕食後に錠剤の下剤を服用します	・午前の方は手術室入室後に点滴を行います ・午後手術の方は回診後に病棟で点滴を行います	・食事を開始して問題なければ、点滴をやめます 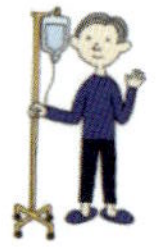	
処置	・おへその処置を行います　□要　□不要 ・ヘルニアの手術であることを示すために、おなかに印を書きます	・出棟前にストッキングを着用します		・創部保護のシールを貼ったままシャワーを浴びられます ・手術3日後に自分でシールをはがしてください ・その後はそのままシャワー可能です ・外来受診まで入浴は控えてください
検査		・心電図モニター、酸素マスクがつきます		
活動 安静度	・制限はありません	・ベッドに横になって。医師・看護師に促されるまでは起きることができません。体の向きは変えることができます	・部屋に戻って6時間したら、水分をとることができます。後問題なければ、持参食の摂取は可能です	・とくに制限はありません。ただし、激しい運動や重い物を持ち上げたり等の動きは控えてください
食事	・制限はありません ・特別な栄養管理の必要性　□要　□不要	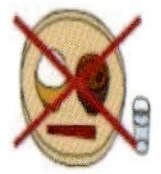	・普通食を摂取できます 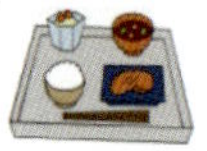	
清潔	・おへその処置後に入浴してください	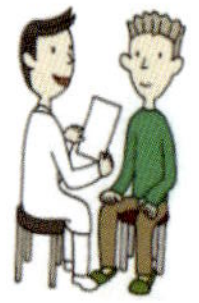		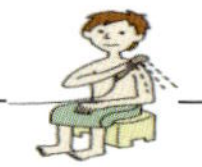
排泄			・尿の管が入っています（歩けるようになったら抜きます）	
患者様及びご家族への説明 生活指導 栄養指導 服薬指導	・担当者が入院治療計画、手術の説明をいたします ・看護師が入院生活の説明と手術のオリエンテーションをいたします ・異常の早期発見に努めます ・麻酔科医師の診察と手術室看護師の訪問があります ・薬剤師が持参薬についてお尋ねします	・手術後、ご家族に手術の結果を説明いたします ・ご家族の方は手術室へ行く30分前までに来院してください **ご家族の方へ　手術中は必ず病棟内で待機してください**		**退院後の生活について説明します** 1. 重いものを持たないでください 2. 排泄時はいきまないようにしましょう 3. 消化のよい食事をしましょう 4. 傷を泡で優しく洗いましょう 5. 入浴は次回回診後に判断されます。シャワーをしっかりかけましょう ・次のような症状があったら、受診してください 排便や排ガスがない・38度以上の熱・傷が赤く腫れ

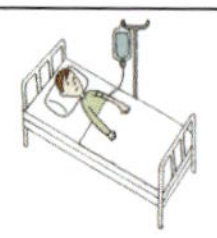

注1　病名等は、現時点で考えられるものであり、今後検査等を進めていくに従って変わることがあります。
注2　入院期間については現時点で予想される期間です。

診療計画について説明を受けたので了承します。

説明日：令和　　年　　月　　日
氏名（自署）本人・家族

愛知医科大学病院　患者さん用クリニカルパス

患者数も多いため，医療者の業務を軽減することにも一翼を担うであろう。いまだクリニカルパスを適応していない施設はぜひとも参考にしていただきたい。

1 入院日

入院のオリエンテーションを行った後，術前診察を行い最終チェックする。全身状態や病変の左右確認とマーキングを行い，手術への同意を最終確認する。当科では臍部に1stポートを留置するため，臍処置をあらかじめ行っておく。食事は夕食まで配膳し，食後に下剤を内服していただく。

2 手術当日

朝食から絶食とする。出棟前に点滴を確保し，弾性ストッキングを着用してもらい手術室へ向かう。周術期抗生剤はセファゾリンNaを1mg術直前に投与し，通常は単回使用のみである。術後は4時間病棟でベッド上安静とモニタリングを行う。安静解除後は監視下で離床を行い，問題がなければ手術室で留置した膀胱留置カテーテルを抜去し，飲水も開始する。午前中に帰室できた症例は夕食から普通食を開始する。

3 手術翌日

午後帰室の症例は朝から食事を再開する。血液検査やX線検査などは通常は行っていない。食事が摂取できれば点滴を終了し抜針する。内服NSAIDsまたはアセトアミノフェンを退院処方としてお渡し，約2週間後の外来受診を予約。前述の，術後の一般的な経過と注意点を改めてお話し，退院とする。

手術室の準備

当科でのTAPPを行ううえでの手術室のセッティングや麻酔，使用している機材，手術台・術野のセッティングについて述べる。

1 手術室のセッティング

手術台は頭低位にする必要があるためベッドアングルを調整できるものがよい。当科では患者足元に腹腔鏡タワー，電気メスジェネレーター，超音波凝固切開装置ジェネレーターを置いている（図1-3）。モニターは腹腔鏡タワー本体に設置されているモニター1つを術者とスコピストで共有している。手術指導を行う際，清潔野の外からモニターを指し示したほうが適切に指導を術者に伝えることができる。そのような場面ではやはりモニターを共有したほうがカメラワークとの連携がしやすい。

2 麻　酔

当院では全身麻酔を行う患者は，麻酔科外来で麻酔についての説明同意を受ける。American Society of Anesthesiologists-Physical Status（ASA-PS）[9]が3以上の患者は麻酔科医による問診や全身診察を行っている。ここでは全身麻酔の可否についての最終チェックを兼ねている。入室後は麻酔科医に全身麻酔を行ってもらう。術前に手術室で，

図1-3　手術室のベッド，腹腔鏡タワー，機材配置

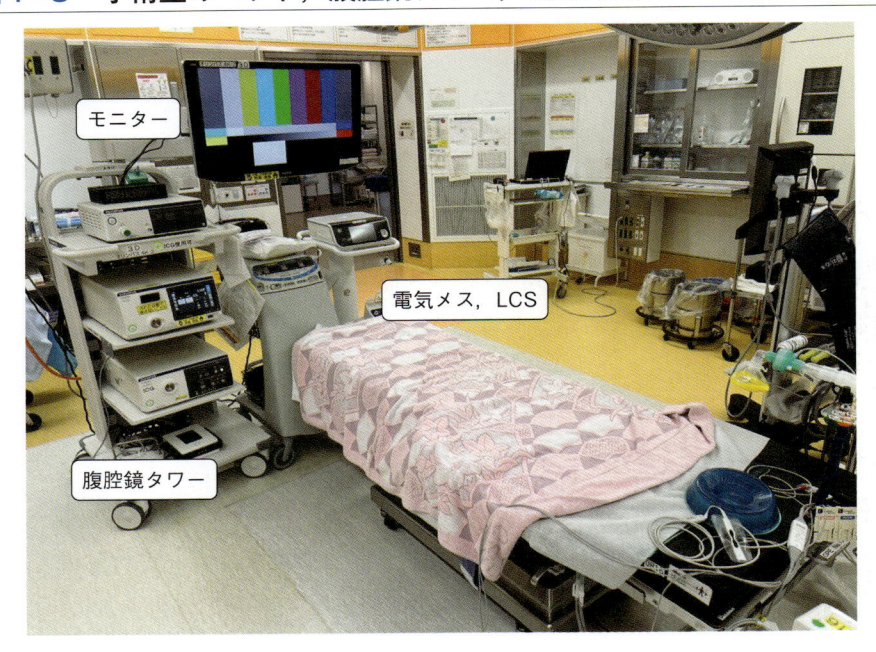

超音波ガイド下に両側腹横筋面ブロック（両側 TAP ブロック）を行っている[10]。入室時間を短縮したいときは，ブロック麻酔を手術終了直前に術野で行うこともある。

3　使用する器械

1）スコープ

腹腔鏡スコープは 5 mm のフレキシブルスコープを標準としている。当科では12mm カメラポートと左右の 5 mm ポートを使用している。メッシュやガーゼを腹腔内に入れる際には12mm ポートから行うため，5 mm ポートから挿入できるカメラが望ましい。また，教育的な意義を込めて 3 D フレキシブルカメラを使用することもある。使用してみると，腹膜剝離を行った際の腹膜の奥ゆきの違いや，膀胱と腹壁の位置関係，Cooper 靱帯の奥ゆきに驚くであろう。TAPP が立体的な操作を必要とする手術であることを再認識するにはちょうどよいと思われる。5 mm カメラのほうにメリットがあるが，設備があれば 3 D カメラを使用してみると多くの学びがあるであろう。

2）腹腔鏡鉗子（図1-4）

メインの把持鉗子については，当科ではクローチェ有窓鉗子を用いる。ジョーが長く，先端の彎曲が曲がっている片開きのもののほうが望ましい。長いジョーによって内側臍ヒダを幅広くしっかりと把持でき，先曲がりは腹膜断端の繊細な把持をしやすい。腹膜を把持する際に切開断端が鉗子にタンジェントとなり，いつまでたってもうまく把持できないときがある。そのようなときには片開きのジョーの背面と角度を活用して腹膜を持ち上げて把持することが可能である。また先端も鈍であるため安全性が高く，把持力が強くかつ愛護的な有窓鉗子と考えるとクローチェ有窓鉗子がもっとも適している。

縫合用器械の持針器については術者が使用しやすいものでよいが，当科では ETHICON 社製の片開きかつ直線的な持針器を好んで使用している。縫合時は左手にメリーランド鉗子を使用すると針の操作がしやすい。

3）エネルギーデバイス

エネルギーデバイスは，超音波凝固切開装置（LCS）を用いている。アドバンスドバイポーラーは止血能力には長けているが，TAPP においてはあまりメリットがないと思われる。当科の TAPP 手技では，LCS のティッシュパッドの回転機構を用いて剝離を行う場面もあるため，先端形状についてはある程度長さがあるものがよい。操作の詳細は第 3，4 章で詳しく説明する。グリップについてはピストル型とパーム型があるが，術者が使用しやすいほうを用いる。ピストルグリップ（図 1-5）は外科医にとって馴染みがある形状であり使用しやすいと感じる方も多いだろうが，パーム型（図 1-6）は先端回転による腹膜剝離の際に術者のハンドリングがしやすく，また腹側剝離操作時に患者の身体に干渉しにくくなるメリットがあるため勧めたい。

4）腹腔鏡用ポート

カメラポートは 12mm のカメラ用トロッカー（エンドパス XCEL OPTIVIEW®）を用いている（図 1-7）。術者用ポートは 5 mm，50mm 長のトロッカー（E・Z トロッカー®）を用いている。患者の体形，とくに肥満の強い患者などによってはトロッカーの長さは変更が必要である。実用性とコストのバランスを吟味して選択してもらえればよい。

図 1-4　使用している腹腔鏡用鉗子

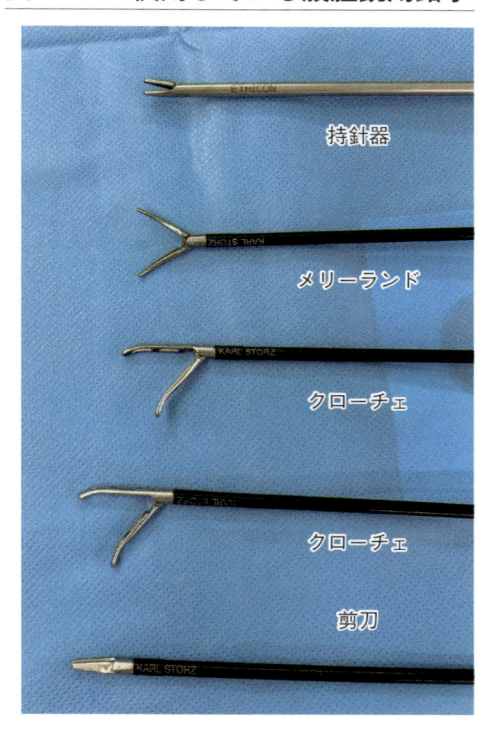

図 1-5　ピストル型の超音波凝固切開装置（HARMONIC® HD1000）

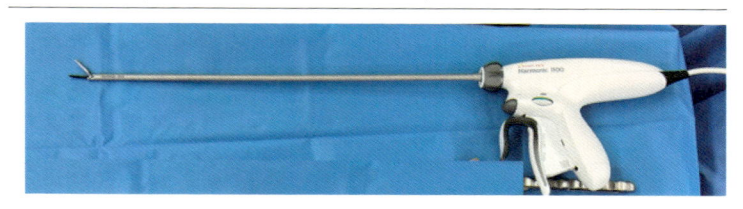

図 1-6　パーム型の超音波凝固切開装置（SonoSurg®）

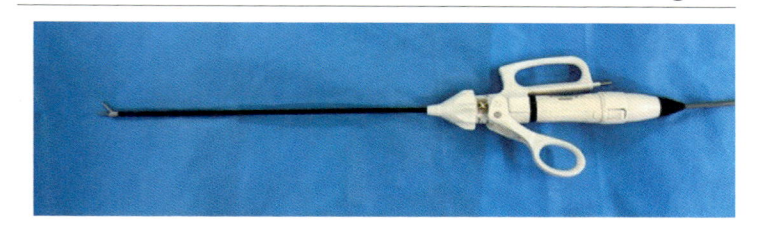

図 1-7　12mm のカメラ用のトロッカー（エンドパス XCEL OPTIVIEW®）と 5mm トロッカー（E・Z トロッカー®）

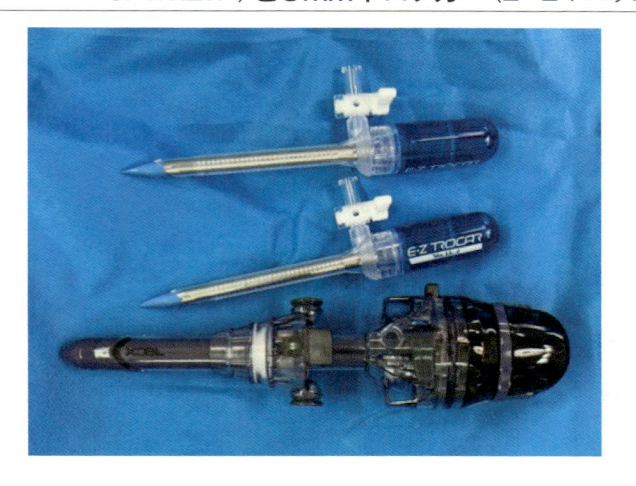

4　患者体位・術野セッティング

TAPP を導入しようという施設で手術を行うにあたって，体位の選択を誤ると苦労することがあろう。両手は必ず巻き込みで身体に沿わせて固定している。手術の際は術者もスコピストもかなり頭側から操作することとなり，手が出ていると良好なポジションがとりづらい。両手を巻き込むと麻酔科医師からクレームがある可能性もあるのであらかじめ相談しておくとよいであろう。術中は頭低位とするため，ずり落ち防止用の体位固定用の機材などを用いる施設もあるが，われわれはとくに用いたことはない。術野の邪魔にならなければ安全確保のために使用してもよいであろう。

患者体位については頭低位にし，術者の鉗子操作をしやすくするため若干患側を上げるようにローテーションする。頭低位角度は決まった角度はないが，気腹した状態で臍下の腹壁が水平になるまで角度をつけると操作が行いやすい（図1-8）。また，ベッドの高さは術者の好みでもあるが，ボクシングのパンチをするようなイメージで鉗子操作を行える高さまで上げたほうが，LCS の回転機構を用いた剝離の操作が容易となるため，お勧めである（図1-9）。腹膜縫合時には，ベッドを握りこぶし1つ分下げてから行うと操作がしやすい。

術者は健側に立ち，スコピストは患側に座って手術を進めていく。そのため，術者デバイスは健側，カメラは患側に固定すると清潔野の混雑を防ぐことができる（図1-10）。離被架は術者の手と干渉する可能性がある。とくにLCS のコードが当たり操作が困難となったり故障の原因となるため，離被架の固定はできるかぎり頭側で，挿管チューブギリギリまで低めに下げて固定してもらう。挿管チューブもなるべく寝かせて固定してもらうことで，スコピストの腕との接触を予防することができる（図1-11）。これも麻酔科医師に嫌がられることがあるためあらかじめ相談しておくとよいだろう。

5　ポート配置・気腹設定

カメラポートは臍切開で open 法を用いて挿入している。トロッカー先端は腹膜を越えるギリギリまで引いておくことで，腹腔内での視野が広くなる。臍部両側の皮膚に絹糸をかけ，ポートを固定する（図1-12）。術者ポートは，両側の腹直筋外縁・ヘルニア門と頂点とし，カメラポートを底辺の中心とした二等辺三角形の頂点となる位置に挿入する（図1-13）。脱気用のチューブは優位鉗子とならないほうのポートに装着する。ベッドを術者側にやや傾けることで操作しやすくなる。

気腹は CO_2 を使用し，気腹圧は基本的に10mmHg で操作を行っている。TAPP ではポートが少なく容易なガーゼの出し入れができないため，微細な出血を認めた際には12mmHg まで気腹圧を上げて出血のコントロールを行う。腹膜縫合の際には8mmHg 以下まで減圧することで，腹膜の緊張をできるかぎり減らして縫合することができる。

図1-8 ベッドアングル

下腹部の腹壁が水平になる程度まで頭低位にベッドアングル調整する

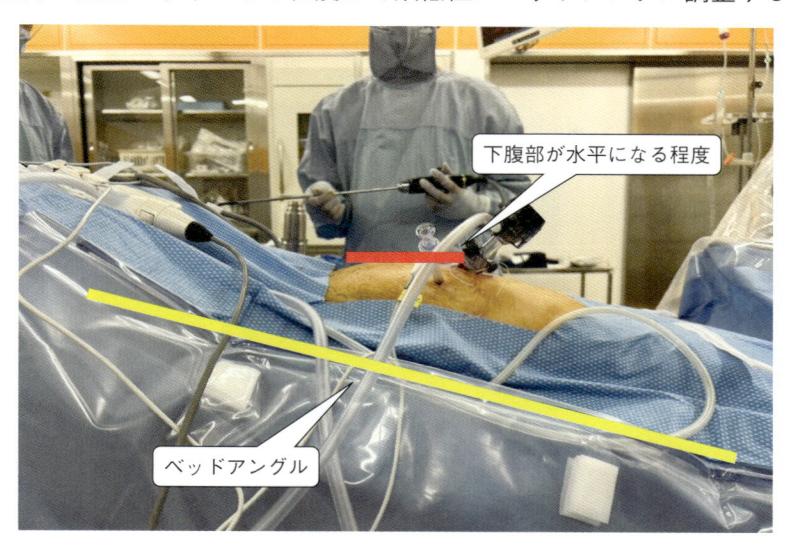

下腹部が水平になる程度

ベッドアングル

図1-9 術者の姿勢

　ボクシングのパンチをするようなイメージで鉗子操作を行える高さまで上げる，パンチングスタイル

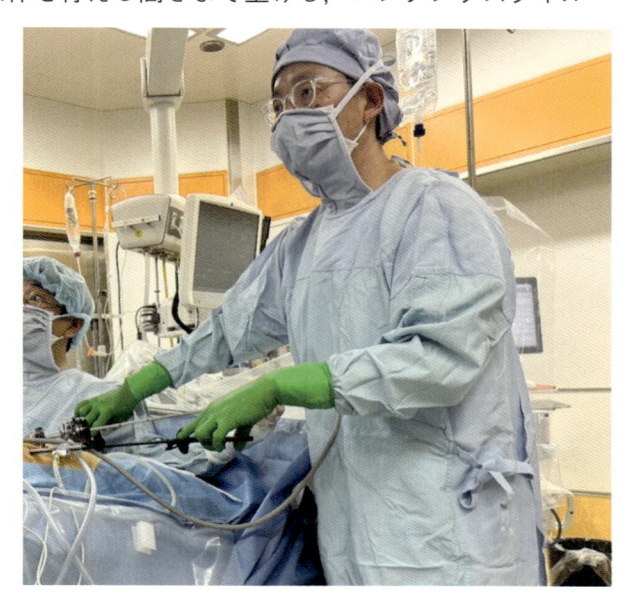

図1-10 デバイスの固定

術者デバイスは健側，カメラは患側に固定する

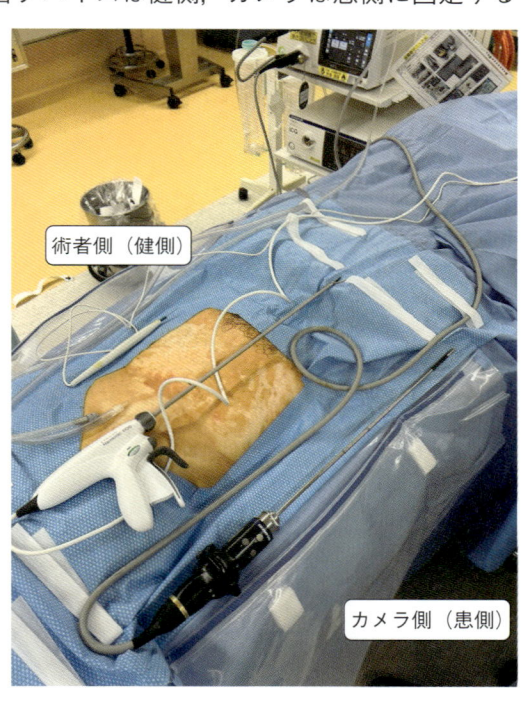

術者側（健側）

カメラ側（患側）

図1-11 離被架の固定

離被架の固定はできるかぎり頭側で，挿管チューブギリギリまで低めとする

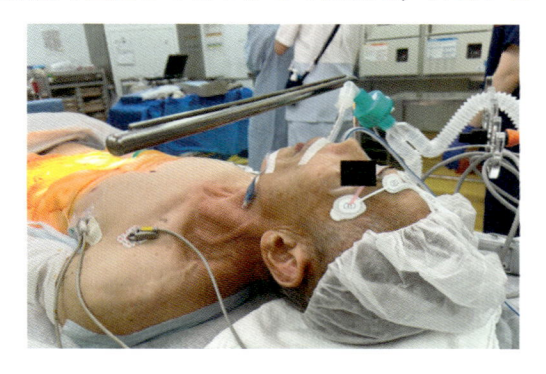

図1-12　ポートの固定

臍部両側の皮膚に絹糸をかけ，ポートを固定する

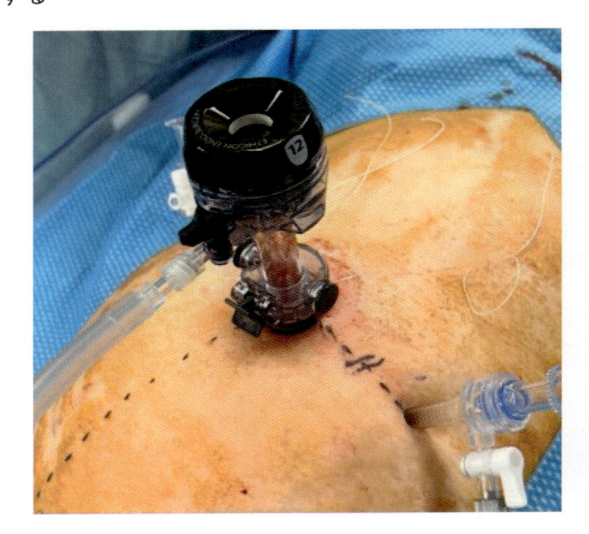

図1-13　ポート配置

術者ポートは両側の腹直筋外縁・ヘルニア門と頂点とし，カメラポートを底辺の中心とした二等辺三角形の頂点となる位置に挿入する

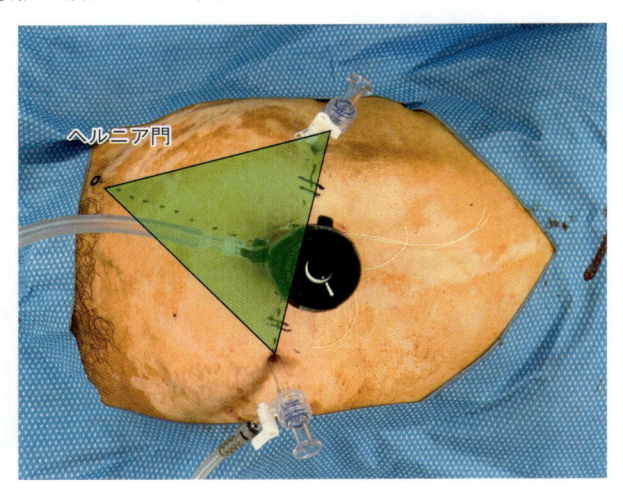

スコピストの心得

　TAPP のカメラは，ほかの手術と比べてかなり難しい。経験の浅いスコピストでは術者との連携がとれず手術の妨げになってしまうこともあろう，叱咤激励されている研修医もたまにみかける。なぜならば，カメラハンドルを身体からは離れた場所でもつ必要があり，姿勢の維持もつらいし，腕の維持もつらいし，アングル調整も片手で行わなければならないからである。よい視野を出そうとするあまり術者の手に干渉してしまうこともしばしばある。しかも水平の維持が難しく，いつの間にかカメラが回転していてまた修正するも，いつの間にかまた回転している…。スコピストにも色々と準備が必要である。当科ではスコピストは椅子に座る（図1-14）。椅子の高さをできるだけ下げて，手術台にやや体重を預ける。術者の腕の下からカメラをもち，腕を離被架に乗せて維持する。こうすることで約1時間の手術は苦にならない。もしつらくなれば，カメラを拭いている間に少しストレッチをしよう。水平維持は常に意識する必要がある。<u>手術序盤に何気なく左右内側の位置関係，膀胱留置カテーテルのバルーンの位置，下腹壁動静脈-精索-精巣動静脈の角度の関係などを覚えておく</u>。角度がおかしいかもしれない，と思ったらこれらのメルクマールをカメラの端にとらえ，素知らぬ顔で修正をする。<u>手術手技を見て盗むことはもちろん，解剖，位置関係，視野を常に意識することで，確実にセンスは磨かれるので精進しよう</u>。

図1-14　スコピストの姿勢

スコピストは低い椅子に座り，術者の腕の下からカメラをもち，腕を離被架に乗せて維持する

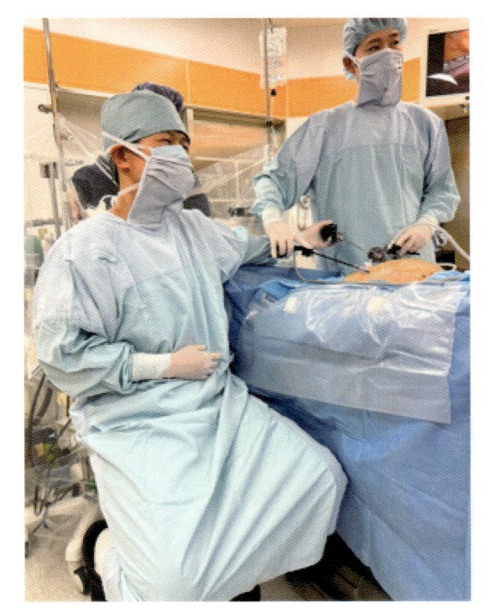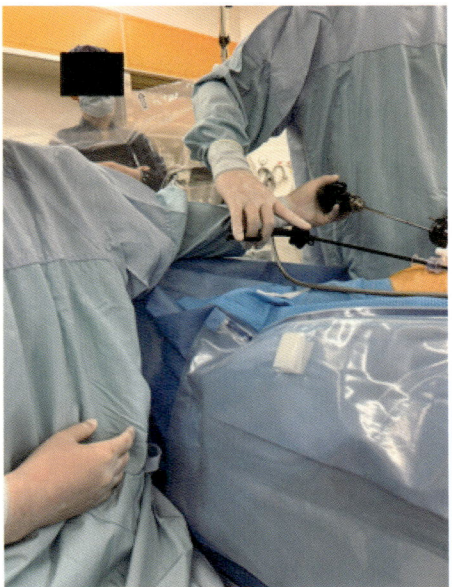

おわりに

　手術本である本書の購入者にとっては，もちろんTAPPの手技がもっとも知りたい情報であると思う。しかし手術を学ぶ最終的な目的は，いかにして患者に適切で安全で効率的な治療を施し，安定した管理運営を，再現性をもって続けていくかである。手術手技を存分に発揮するためには，手術手技以外の十分な準備が非常に重要である。よりよい診療環境を作るために本項が参考になれば幸いである。

文　献

1）　厚生労働省「NDBオープンデータ」

　　https://www.mhlw.go.jp/stf/seisakunitsuite/bunya/0000177182.html（accessed 2024/07/15）

2）　Page B, Paterson C, Young D, et al：Pain from primary inguinal hernia and the effect of repair on pain. Br J Surg 89：1315〜1318，2002.

3）　HerniaSurge Group：International guidelines for groin hernia management. Hernia 22：1〜165，2018.

4）　Scheuermann U, Niebisch S, Lyros O, et al：Transabdominal preperitoneal（TAPP）versus Lichtenstein operation for primary inguinal hernia repair：A systematic review and meta-analysis of randomized controlled trials. BMC Surg 17：55，2017.

5）　Atila K, Guler S, Inal A, et al：Prosthetic repair of acutely incarcerated groin hernias：A prospective clinical observational cohort study. Langenbecks Arch Surg 395：563〜568，2010.

6）　Cancer Therapy Evaluation Program（1999）Common Toxicity Criteria, Version 2.0.

　　https://ctep.cancer.gov/protocoldevelopment/electronic_applications/docs/ctcv20_4-30-992.pdf（accessed 2024/10/01）

7）　日本ヘルニア学会ガイドライン作成検討委員会編：鼠径部ヘルニア診療ガイドライン2024，第2版，金原出版，東京，2024.

8) Zander K : Nursing case management : Strategic management of cost and quality outcomes. J Nurs Adm 18 : 23〜30, 1988.

9) Hurwitz EE : Adding examples to the ASA-physical status classification improves correct assignment to patients. Anesthesiology 126 : 614〜622, 2017.

10) Saito T : Efficacy of celecoxib as preemptive analgesia for patients undergoing laparoscopic inguinal hernia repair : A randomized trial. Surg Today 51 : 1118〜1125, 2021.

（安井　講平）

第 **2** 章

当科における鼠径部ヘルニア治療の現状と合格戦略

POINT

- 本邦では，鼠径部ヘルニアの半数が TAPP で治療されている。
- 全身麻酔が可能で腹部手術歴がない初発鼠径部ヘルニアが TAPP のよい適応である。
- 技術認定医取得がゴールではなく，指導医として内視鏡手術に従事することが望まれる。
- 愛知医大方式（短期集中・屋根瓦式教育）は合格戦略の成功事例であった（現在 7 名所属）。
- 腹部ヘルニアセンターを大学初として開設した。

はじめに

　本邦において，鼠径部ヘルニアに対する transabdominal preperitoneal repair（TAPP）の施行割合は年々増加している。それに伴い，再発鼠径部ヘルニアやロボット支援下前立腺全摘術術後の鼠径部ヘルニアに対しても TAPP を適応とする施設が増えているが，個々の患者利益を最優先に治療適応を判断することがきわめて重要である。TAPP 法の習熟度は各施設によって大きく異なり，指導医の熱意や年間手術件数が及ぼす影響も少なくない。本項では，TAPP で 7 名の日本内視鏡外科学会技術認定医が所属している愛知医科大学における TAPP の適応と手術件数，さらにはその技術認定医合格戦略について紹介する。自施設の TAPP 適応基準や技術認定医輩出のプロセスを再確認いただく参考になれば幸いである。

本邦における鼠径部ヘルニア治療の現状

　1990年以前は Bassini 法や McVay 法などの組織縫合法（従来法）が鼠径部ヘルニア治療の主流であったが，その後人工メッシュを利用した tension-free 法が導入され，2000年代は mesh plug 法を中心とした鼠径部切開法による tension-free 法が爆発的に増加した。日本内視鏡外科学会のアンケート調査によれば，2000年の鼠径部ヘルニア 6,641例中3,955例（60％）が mesh plug 法で治療されていた（**表2-1**，**図2-1**）[1]。

　TAPP に関しては1990年代すでに本邦へ導入されていたものの，全身麻酔を要し，腹腔鏡下手術独特の鉗子操作や縫合結紮手技が要求され，爆発的な普及には至らなかっ

図2-1　日本内視鏡外科学会によるアンケート：術式別症例数

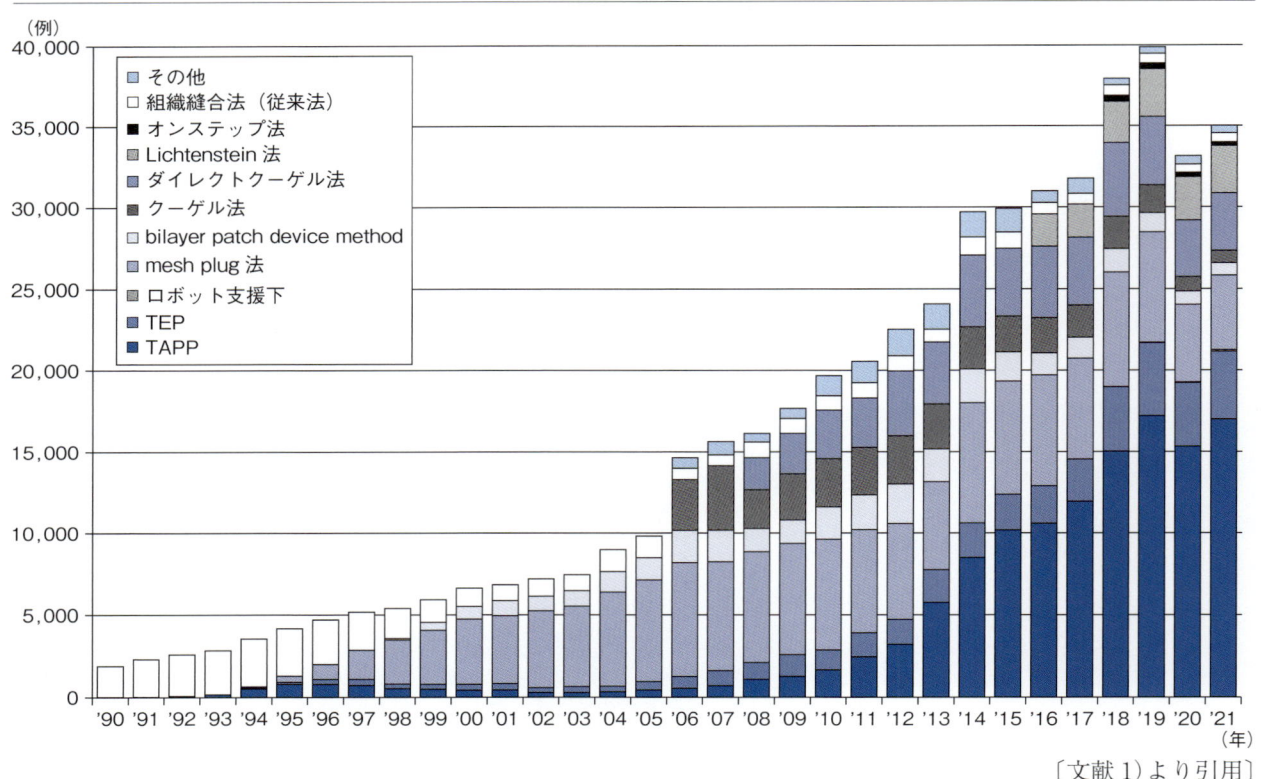

〔文献 1）より引用〕

表2-1 日本内視鏡外科学会によるアンケート：術式別症例数

術式	'90	'91	'92	'93	'94	'95	'96	'97	'98	'99	'00
TAPP	12	17	73	165	521	792	789	722	528	488	430
TEP	0	0	0	4	40	131	308	374	283	306	359
ロボット支援下	—	—	—	—	—	—	—	—	—	—	—
mesh plug 法	0	0	0	3	85	375	906	1,762	2,664	3,274	3,955
bilayer patch device method	0	0	0	0	6	2	3	3	97	483	773
クーゲル法	—	—	—	—	—	—	—	—	—	—	—
ダイレクトクーゲル法	—	—	—	—	—	—	—	—	—	—	—
Lichtenstein 法	—	—	—	—	—	—	—	—	—	—	—
オンステップ法	—	—	—	—	—	—	—	—	—	—	—
組織縫合法（従来法）	1,885	2,289	2,525	2,670	2,901	2,875	2,696	2,314	1,830	1,387	1,124
その他											
症例数計	1,897	2,306	2,598	2,842	3,553	4,175	4,702	5,175	5,402	5,938	6,641

術式	'01	'02	'03	'04	'05	'06	'07	'08	'09	'10	'11
TAPP	441	288	284	330	443	542	702	1,093	1,267	1,666	2,453
TEP	397	293	369	342	515	729	920	1,022	1,322	1,205	1,452
ロボット支援下	—	—	—	—	—	—	—	—	—	—	—
mesh plug 法	4,110	4,669	4,879	5,723	6,183	6,920	6,621	6,741	6,769	6,745	6,300
bilayer patch device method	926	898	954	1,257	1,352	1,972	1,934	1,424	1,448	1,990	2,145
クーゲル法	—	—	—	—	—	3,133	3,971	2,390	2,841	2,968	2,922
ダイレクトクーゲル法	—	—	—	—	—			1,973	2,488	2,995	3,035
Lichtenstein 法	—	—	—	—	—	—	—	—	—	—	—
オンステップ法	—	—	—	—	—	—	—	—	—	—	—
組織縫合法（従来法）	973	1,061	975	1,331	1,325	695	666	962	927	873	934
その他	—		—		—	663	831	569	604	1,238	1,307
症例数計	6,847	7,209	7,461	8,983	9,818	14,654	15,645	16,174	17,666	19,680	20,548

術式	'12	'13	'14	'15	'16	'17	'18	'19	'20	'21	合計
TAPP	3,208	5,749	8,492	10,174	10,590	11,936	15,024	17,217	15,324	17,007	128,767
TEP	1,515	2,011	2,123	2,199	2,308	2,604	3,949	4,456	3,907	4,140	39,583
ロボット支援下	—	—	—	—	1	0	17	33	41	96	188
mesh plug 法	5,863	5,395	7,405	6,960	6,808	6,189	7,008	6,727	4,766	4,558	140,363
bilayer patch device method	2,433	2,024	2,065	1,780	1,353	1,291	1,411	1,200	813	746	32,783
クーゲル法	2,967	2,766	2,584	2,215	2,169	1,983	1,995	1,699	868	739	38,210
ダイレクトクーゲル法	3,967	3,788	4,358	4,101	4,331	4,105	4,534	4,239	3,453	3,577	50,944
Lichtenstein 法	—	—	—	—	2,006	2,061	2,586	2,963	2,664	2,901	15,181
オンステップ法	—	—	—	—	—	—	375	355	261	220	1,211
組織縫合法（従来法）	933	792	1,104	1,006	702	652	641	590	502	563	42,703
その他	1,673	1,540	1,551	1,497	682	877	387	353	489	460	14,721
症例数計	22,559	24,065	29,682	29,932	30,950	31,698	37,927	39,832	33,088	35,007	504,654

〔文献1）より引用〕

た[2]。その後 TAPP の有用性を示す論文が徐々に増加し，術後合併症が少なく，入院期間が短く，早期社会復帰が可能となることなどが示された[3]。2004年には日本内視鏡外科学会技術認定医制度が発足され，ヘルニア領域においても内視鏡手術の技術指導が全国的に展開される流れとなった。国内外のガイドラインも整備され，鼠径部ヘルニアに対する内視鏡手術は手技に十分習熟した外科医が実施する場合には推奨されるようになった[4][5]。日本ヘルニア学会ガイドライン委員会から，鼠径部ヘルニア診療の質の向上を目的として『鼠径部ヘルニア診療ガイドライン2015』が策定され[5]，現在は第2版『鼠径部ヘルニア診療ガイドライン2024』が刊行されているので，ぜひとも参考にしていただきたい[6]。

このような先人達の努力が積み重なり，2013年には日本内視鏡外科学会のアンケート調査内で TAPP が術式別の首位に躍り出ることとなった。それ以降 TAPP の症例数は年々増加し，2021年には鼠径部ヘルニア35,007例中17,007例（49％）が TAPP により治療されていた。

当科における TAPP の適応

全身麻酔が可能で，腹部手術歴がない初発の鼠径部ヘルニアが TAPP のよい適応と考える。当科では腹部手術既往，抗血栓薬内服，再発鼠径部ヘルニア，ロボット支援下前立腺全摘術術後の鼠径部ヘルニアに対しても TAPP を選択肢に入れて患者説明を行っている。また，ヘルニア嚢の巨大な鼠径部ヘルニアに対しても TAPP を第一選択としている。当科は現在腹部ヘルニアセンターを大学病院として初めて運営し多種多様なヘルニアに対応しているが，最初から困難症例を適応としていたわけではなく，技術認定医や症例数の増加とともに患者の安全に配慮しつつ段階的に適応拡大がなされた。たとえ TAPP の適応と判断しても全例術前カンファレンスで確認しており，TAPP 以外の選択肢（前方到達法など）も説明するよう心がけている。

前方到達法や腹膜前到達法などに比べた TAPP の利点は，遊離腹腔側から鼠径部ヘルニア病変の詳細な観察が可能であり，剥離範囲やメッシュ選択を決定できることである。それと同時に対側鼠径床の無症候性ヘルニアの有無や，腹腔内全体の観察が可能であることも TAPP の利点といえる。

鼠径部ヘルニアに限った話ではないが，手術適応や術式選択については将来変わる可能性を念頭に置いておく必要があり，恒久不変なことは滅多になく医学は進歩していく。学会や研究会には積極的に参加して最新の動向をチェックしておくことも大切である。

当科における鼠径部ヘルニア手術件数

2017年以降の鼠径部ヘルニア手術件数を図2-2，3に示す。

愛知医科大学の鼠径部ヘルニア手術件数は年々増加傾向で，2023年は大人244例・小児118例であった（図2-2）。大人のTAPP症例に限ると，2023年は199例であり，2017年の89例と比較して2倍以上に増加していた。2017年に当科でヘルニア領域初の技術認定医（齊藤卓也）が誕生し，周辺医療圏まで認知度が上がり，紹介患者が増える結果となった。当科ではヘルニア外来を開設し，鼠径部ヘルニア患者も消化器癌患者と同じように専門性の高い外科医が術前から対応している。

どの領域においても手術件数の増加は，手術成績の向上につながる重要な因子である。また，ひとたび技術認定医の輩出が達成されれば，さらなる手術件数の増加につながる好循環が発生し，施設の患者貢献度がアップしたことになる。若手外科医にとって技術認定医取得は大きな目標ではあるが，重要なことはその先にあり，指導医としてサステナブルなヘルニア診療につなげていただきたい。

図2-2　愛知医科大学の鼠径部ヘルニア手術件数

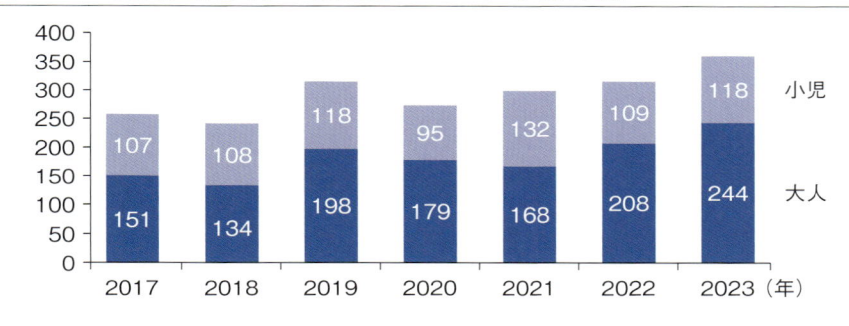

図2-3　愛知医科大学の鼠径部ヘルニア手術件数（大人・術式別）

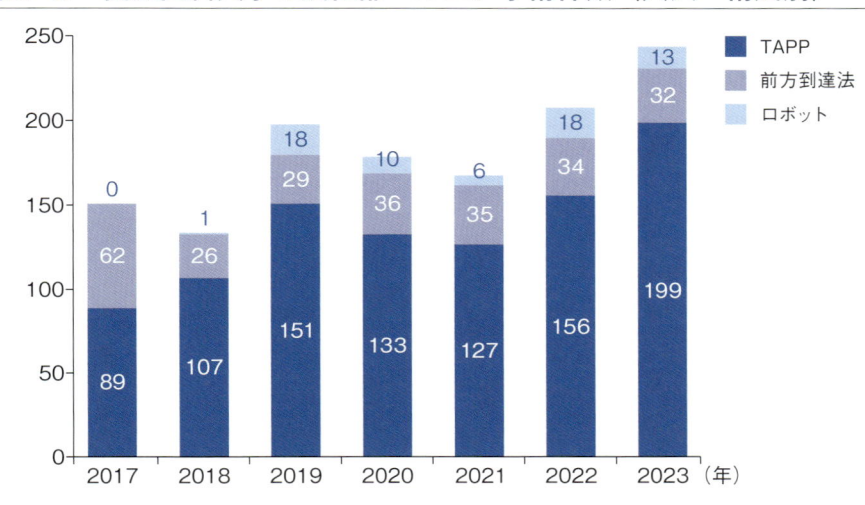

　はじめに大前提として，各施設で大切なことは，日常のヘルニア診療において患者利益を最優先することである。技術認定医を輩出することは，そのための手段にすぎない。技術認定証には，「貴殿は内視鏡手術を安全かつ適切に施行する技術を有しかつ指導するに足る技量を有していることを証します」と書かれている（図2-4）。

　これはつまり特定の術式についての技量を認定しているのではなく，内視鏡手術全般的な技術と指導力を認定しているという意味である。将来内視鏡手術の指導者になるべく外科医を各施設チーム一丸となって育て上げ，患者利益につなげることが重要となる。

　ここで問題となるのは，各施設の事情（得意な領域もあるだろう）や手術症例数，修練医本人の取得したい領域，修練医が複数名いる場合，指導医側の熱量などである。各施設でさまざまな悩みがあるなかで，当科の技術認定医合格戦略が参考になる部分があれば幸いである。

1 愛知医科大学の事情

　愛知医科大学は愛知県長久手市に所在するが，長久手市には市民病院がないため愛知医科大学は大学病院としての機能と同時に市中病院としての役割も担っている。消化器外科の教室として肝胆膵高難度手術やロボット手術のみならず，急性虫垂炎・鼠径部ヘルニア・胆石症などの common disease もほぼ毎日手術を行っている。若手外科医にとって恵まれた環境といっていいだろう。

　また，2016年以前には腹腔鏡下胆嚢摘出術（ラパコレ）による胆道領域の技術認定医（現在3名）は所属しているが，TAPP の技術認定医は輩出していなかった。ヘルニア

図2-4　技術認定証

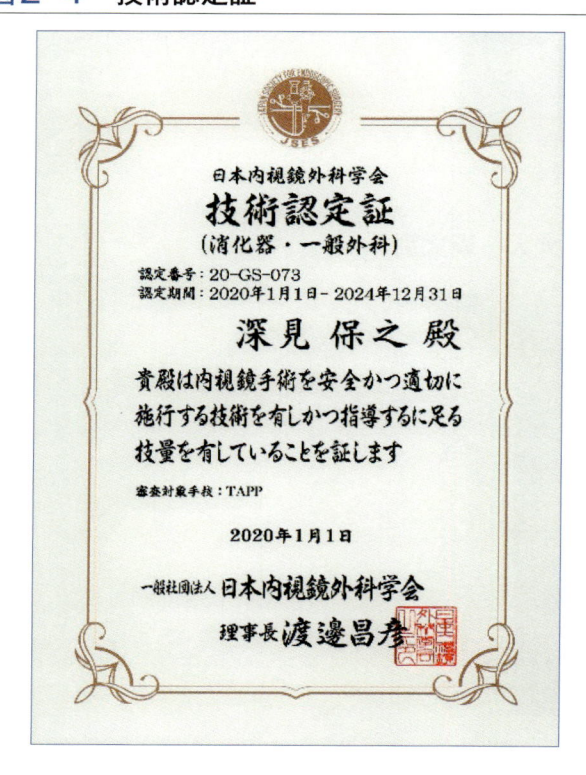

領域の指導者として齊藤卓也に白羽の矢が立ち，本人のヘルニア愛と努力により2017年に当科でヘルニア領域初の技術認定医が誕生したわけである。

2　手術症例数

　TAPP の learning curve に関する文献の多くは，50〜100例で手術時間や手術成績が安定すると報告している[4)7)]。愛知医科大学では近い将来 TAPP で技術認定医を目指す若手がスコピストとして手技を勉強しているが，いくら助手や教育ビデオで準備を整えた彼らでも技術認定医を取得するためには最低60例の執刀が必要と考える。愛知医科大学の TAPP 手術件数（図2-3）から考えて，毎年1〜2名の申請者が妥当と考える。

　当科では技術認定医取得を目指す医師に対象領域の症例を一定期間集約させる方針をとっている（教授は百姓一揆方式と命名している）。教室で人選した技術認定医取得希望者が短期集中（1年間）で TAPP を執刀し，さっさと指導者側にまわって次の若手にバトンを渡している。

3　修練医本人の取得したい領域

　ほかの領域を疎かにしているわけではないが，こうも毎年技術認定医が輩出されると，若手外科医の多くは TAPP（ヘルニア領域）を希望する。修練医の努力とプレッシャーはスコピストとして目の当たりにしているはずであるが，合格へのロードマップが開示されている印象が大きいと思われる。教室として各領域のスタッフと手術件数が増え，TAPP の成功事例が他領域に波及することを目指しているが，TAPP の屋根瓦式教育を継続していくことも重要視している。

4　修練医が複数名いる場合

　各施設の年間手術件数から戦略を立てる必要があり，TAPP が年間80例の施設であれば TAPP 修練医は毎年1名となる。その場合2カ年計画で2名エントリーも可と考えるが，切磋琢磨できるメリットもある一方，お互いの傷をなめあうデメリットも内包されており，最少人数・短期集中を勧めたい（経験上最終的には自分との闘いになる）。修練期間中は TAPP のことばかり考えていられる環境が提供されれば合格は近づく。また，さまざまな指導医からアドバイスをもらうことも大切である。他施設の先生方が愛知医科大学に TAPP 手術見学に来ていただくことは多々あり，1日の先生もいれば，ある一定期間修練をされる先生もいる。

5　修練医の多様性

　消化器外科医減少と働き方改革が同時進行する本邦において，若手外科医の多様性を無視することはできない。ドライボックストレーニングを含めた自己研鑽に対する価値観の相違，指導医とのコミュニケーションスキル，手術中の緊張具合，将来に対する考え方など筆者がいかに若いころ鈍感で何も考えていなかったかを思い知らされるわけであるが，若手外科医の多様性はその施設の総合力を強化する重要なファクターだと前向きにとらえるべきであると考えている。TAPP の技術指導ひとつとっても指導医側の配慮が必要な世の中である。そして，この愛知医大方式（短期集中・屋根瓦式教育）は

技術認定医取得希望者にとって相当なプレッシャーがのしかかることに留意する必要がある。個々の修練医の特性をよく理解したうえで，いつでもどの修練段階でも相談できる環境整備が大切である。

本書を手にした他病院の技術認定医取得希望者が，手術手技やそれ以外のことにおいても何かしらの悩みが発生したら，当科に気軽に相談していただければ喜んで対応したい。

6 指導医側の熱量

小生は愛知医科大学 2 人目の TAPP 技術認定医であるが，修練中に有名施設の TAPP 見学に行くたびに指導医側（早川哲史先生や植野望先生）の熱量やヘルニア愛に圧倒された。おそらく当科の齊藤卓也や，その下の篠原健太郎・上田翔らも熱量十分であり，実はこの指導医側の熱量が技術認定医合格の重要なポイントとなる。そのような指導医に恵まれている施設はよいが，たとえ TAPP 指導医がいない施設であっても，自分がファーストペンギンになるべく努力を続けてほしい。有名施設で指導医の熱量に圧倒されることは，モチベーションが上がるのでお勧めしたい。

文　献

1) 日本内視鏡外科学会学術委員会：内視鏡外科手術に関するアンケート調査：第16回集計結果報告．日本内視鏡外科学会誌，東京，2022.

2) 早川哲史，高嶋伸宏，上原崇平，他：臨床トピックス 移り変わる腹腔鏡下鼠径部ヘルニア治療の過去・現在・未来．現代医学 67：47〜53，2020.

3) Memon MA, Cooper NJ, Memon B, et al：Metaanalysis of randomized clinical trials comparing open and laparoscopic inguinal hernia repair. Br J Surg 90：1479〜1492, 2003.

4) Simons MP, Aufenacker T, Bay-Nielsen M, et al：European Hernia Society guidelines on the treatment of inguinal hernia in adult patients. Hernia 13：343〜403, 2009.

5) 日本ヘルニア学会ガイドライン委員会編：鼠径部ヘルニア診療ガイドライン2015，金原出版，東京，2015.

6) 日本ヘルニア学会ガイドライン作成検討委員会編：鼠径部ヘルニア診療ガイドライン2024，第 2 版，金原出版，東京，2024.

7) Kuge H, Yokoo T, Uchida H, et al：Learning curve for laparoscopic transabdominal preperitoneal repair：A single-surgeon experience of consecutive 105 procedures. Asian J Endosc Surg 13：205〜210, 2020.

（深見　保之）

第 **3** 章

右鼠径ヘルニア（外・内）のTAPP手技

POINT

- ● LCS の使用を中心とした手術手技である。
- ● 腹膜切開は外側アプローチでの腹側環状切開で行う。
- ● 腹膜前腔剥離は各方向を2回にわけて少しずつ行い 十分な剥離範囲を得る。
- ● LCS による鋭的切離を行う際には組織のテンション を常に意識する。

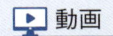▶動画
右外鼠径ヘルニア
12分55秒

▶動画
右内鼠径ヘルニア
5分32秒

▶動画
右外鼠径ヘルニア（通し）
44分25秒

はじめに

当科では超音波凝固切開装置（LCS）の使用を中心とした TAPP 法を行っており，LCS の性質上，右から左への切離を得意とし，右鼠径ヘルニアにおいては外側アプローチとしている。さらに腹側からの環状切開を先に行うことで背側からの環状切開で難渋しがちな精管周りの剥離において内側からの受けを作ることができ，手技が容易になると考えている。

右外鼠径ヘルニア

- ・LCS による右から左への切離を容易にするため，外側アプローチでの腹側環状切開としている。
- ・腹膜切開は sac の末梢側を追い求めることはなく，大回りしない程度にきれいな円を描くようなラインをとることを意識する。
- ・フラットメッシュを使用する場合，メッシュの中心が精管，下腹壁動静脈，精巣動静脈の合流するポイントにくるようにする。

1 解剖の確認

外鼠径ヘルニアだけでなく内鼠径ヘルニアの有無，ヘルニアのサイズ，ヘルニア sac 反転の可否，腹膜下に透見される下腹壁動静脈，精管，精巣動静脈を確認する。

腹腔鏡下手術を安全に行うためにはモニター画面が患者の身体に対して水平になるようにカメラを維持する必要がある。画面の水平を維持するために下腹壁動静脈，精管，精巣動静脈は重要なランドマークとなる。多くは下腹壁動静脈を画面内で垂直に立てたり，精管と精巣動静脈を左右対称に見せることで水平が維持できるが，症例によっては下腹壁動静脈が傾いた走行をすることもしばしばある。そのため，最初に客観的に画面の水平を確認できる恥骨結節を見て，そのまま外側に画面を移し，水平を維持するには下腹壁動静脈，精管，精巣動静脈をどのような角度で見せればよいかをスコピストと共有することを推奨する。

2 腹膜切開

当科の腹膜切開は腹側環状切開で行っており，LCS による右から左への切離を行うべく，右側 L 型ヘルニアの場合，外側アプローチとしている。切開ラインも sac の末梢側を追い求めることはなく，<u>大回りしない程度にきれいな円を描くようなラインをとることを意識する</u>（図3-1）。

iliopubic tract（IP tract）の腹側の外側腹膜を左手鉗子で把持し，手前に十分牽引することで腹膜の尾根を形成する（図3-2）。そこをメッツェンで腹膜のみ切開すると炭酸ガスが腹膜外腔へ流入する。切開した腹膜の内側縁を左手鉗子で腹膜のみ把持し，右手 LCS のラインと切離する腹膜のラインが合うように左手鉗子を頭側に牽引し，腹側の環状切開を進める。腹膜のテンションを維持すべく LCS で腹膜を切離するたびに左手鉗子の腹膜の把持位置を腹膜切離端に近い位置にもち替える。<u>左手鉗子の牽引をしっ</u>

図3-1　右外鼠径ヘルニア：腹膜環状切開の手順

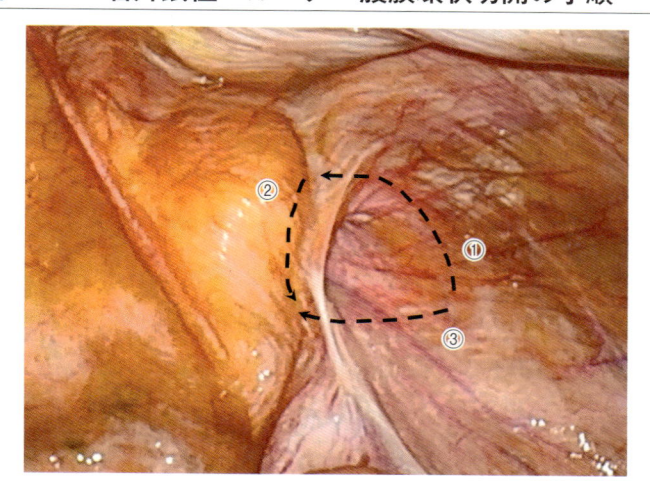

図3-2　右外鼠径ヘルニア：腹側外側の腹膜切開開始位置

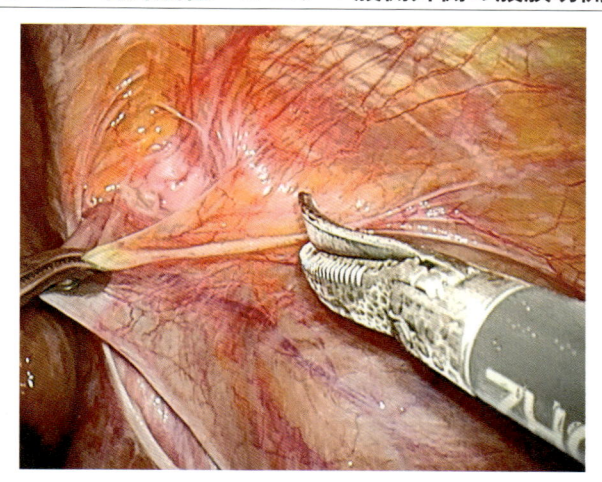

図3-3　右外鼠径ヘルニア：外側腹側の腹膜切開

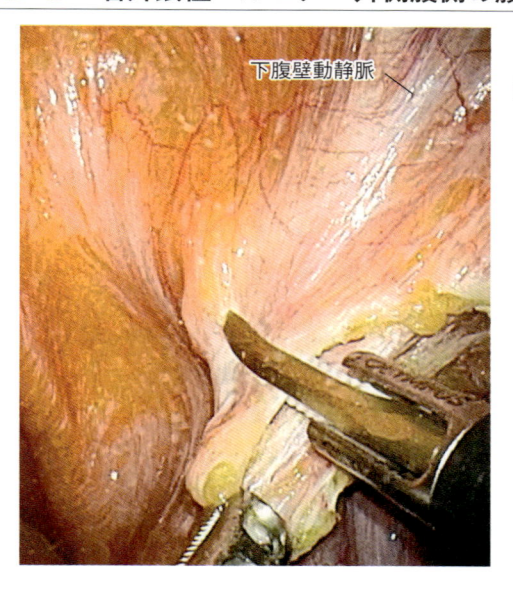

左手鉗子で背側腹膜を把持し，頭側に牽引し，LCS の軸に腹膜の面を合わせ，下腹壁動静脈の直上まで切離を行う

かり行うことで下腹壁動静脈の前面に腹膜前筋膜浅葉が温存された状態で腹膜切開が行われる。切開ラインは腹膜の温存にはこだわらず，ヘルニア sac が末梢側へ折れかえるポイント，すなわち secondary internal ring[1] よりも腹側に置く（図3-3）。そのこと

で後の腹側の腹膜剥離の際に腹膜切離端が末梢の奥まった位置に入り込まず，剥離操作が容易になる。腹側環状切開を下腹壁動静脈の真上まで行い，ここで内側臍ヒダを左手鉗子で内側頭側に牽引することで Retzius 腔に炭酸ガスが入る（図3-4）。ここでは Retzius 腔の剥離は行わず，奥行きができた状態で内側の腹膜切開を精管の手前まで行って，背側腹膜切開の受けを作る。その際，LCS のアクティブブレードの先端が視認できていることに留意する。

　続いて背側腹膜切開を外側から行う。最初に切開した腹膜の内側縁を左手鉗子で把持するが，奥の脂肪組織を一緒に把持しないように注意する。右手に把持鉗子あるいは LCS のティッシュパッドで，腹膜に付着する腹膜前筋膜深葉をなでるように，可能なら鈍的剥離で落として parietalization を行う（図3-5）。spermatic sheath の外側縁で腹膜と腹膜前筋膜深葉の癒合が強い場合は腹膜と腹膜前筋膜深葉を一緒に切開し，腹膜切開端を繊細に把持し手前に牽引すると腹膜と腹膜前筋膜深葉がわかれることが多い。腹膜1枚の剥離層が得られたら腹側から作製した腹膜切開ラインの受けに向かって背側腹膜切開を進める。精管の上で腹膜と腹膜前筋膜深葉との癒合が再び強くなるが，背側の切開ラインを精管と下腹壁動静脈，精巣動静脈の合流する腹側に置きすぎると腹膜の癒合がとくに強くなり剥離が困難となることがあるため，精管，下腹壁動静脈，精巣動静脈の合流するポイントより1 cm 程度背側に切開ラインを置く。

図3-4　右外鼠径ヘルニア：Retzius 腔への入り方

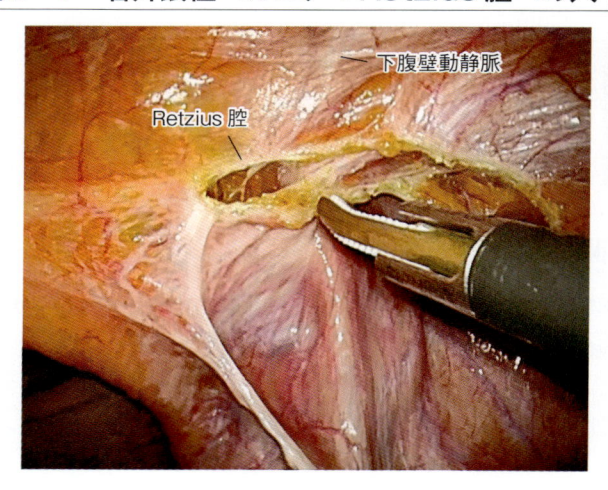

　下腹壁動静脈まで腹膜切離を行い，内側臍ヒダを内側頭側に牽引すると Retzius 腔に炭酸ガスが流入する

図3-5　右外鼠径ヘルニア：背側環状切開

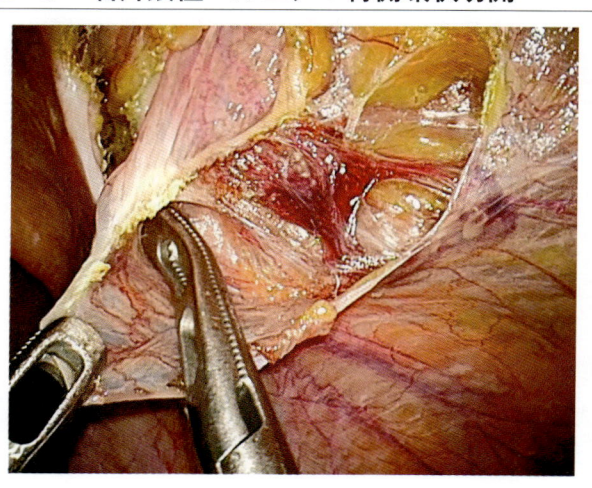

　内側からの腹膜切開のラインを見ながら右手鉗子で腹膜をなでるようにして parietalization を行う

3 腹膜前腔剝離

1）外側背側剝離

腹膜剝離は腹膜環状切開を終えてから行う。剝離の4方向を少なくとも2回にわけて少しずつ行うことで，腹膜の可動性を少しずつ上げながらしっかり視野を確保して行える。

最初は腹膜からもっとも浅い剝離層となる外側背側から始める。両手に把持鉗子をもち，背側腹膜のみを把持して手前に牽引し，腹膜と腹膜前筋膜深葉が癒合している部位を見極める。右手をLCSにもち替え，癒合部を切離し，腹膜面を露出していく。癒合部の切離の際には背側痛覚神経（陰部大腿神経，外側大腿皮神経）への損傷予防の観点からLCSのアクティブブレードが背側の腹壁に接触しないよう留意する[2]。腹膜縁からある程度腹膜前筋膜深葉が剝離されたらガーゼによる鈍的剝離を行ってもよい。トロックスガーゼ A® を小さく丸めて，精巣動静脈より内側は右手にガーゼをもち，外側は左手にガーゼをもち剝離を行う。ガーゼを剝離方向に押しつつ，腹膜を把持した反対側の鉗子は手前に引いて，腹膜の強度を感じながら慎重に剝離する。腹膜全体の可動性がまだ十分でないため，ここでは2cm程度の剝離に留める。

海外ではspermatic sheathのある外側背側の剝離を最後に行うことを推奨しているが，これは高位切開アプローチにおける手順であり，環状切開アプローチでは必ずしもあてはまらないと考えている[3]。

2）内側背側剝離

内側臍ヒダを頭側に牽引し，広く出現する疎性結合織を膀胱下腹筋膜寄りで切離し，Retzius腔を剝離する。ただし，腹側腹膜の剝離を行っていないため，深くは剝離せず内側腹側の剝離の受けを作る程度に留める。精管とRetzius腔との境界では腹膜と腹膜前筋膜深葉が癒合しておりフェンス筋膜ともいう。これを内側臍ヒダと精管の合流部まで鋭的に切離することが重要である。ただし，精管周囲には神経線維も伴走しており，精管，精管周囲の神経線維，フェンス筋膜を見極めて切離する必要がある（図3-6）。具体的には左手鉗子で内側臍ヒダ，あるいは精管近傍の腹膜を把持し内側頭側に牽引し，フェンス筋膜にテンションをかけて鋭的切離を行う。精管に伴走する神経線維が認識できるため，神経線維の直上にLCSのティッシュパッドあるいは鉗子の背を押しあてて精管を押し下げる方向に鈍的剝離を行う（図3-7）。熱のある状態でLCSのアクティブブレードを精管に押しあてる行為は避ける。内側臍ヒダとの交点まで剝離するには数本の神経線維の切離は必要となり，剝離鉗子あるいはLCSで神経線維を剝離したうえで鋭的に切離する。

3）内側腹側剝離

背側腹膜に可動性が得られた状態で腹側腹膜の剝離へ移る。腹側剝離を行う際，術者は前腕を回内させ，脇を開くようにすることで鉗子のグリップと患者の体幹との干渉を防ぐことができる（回内ポジション）。手術台が低い位置にあるとこの回内ポジションでの操作が困難となるため，あらかじめ術者の肘の高さよりやや低いところまで手術台を上げておく必要がある。ただし，回内ポジションでの操作は術者の肩への負担が強く，慣れるまでは通常のポジションでの背側操作で肩を休めながら行うのもよい。

図3-6　右外鼠径ヘルニア：精管周囲の Retzius 腔の境界

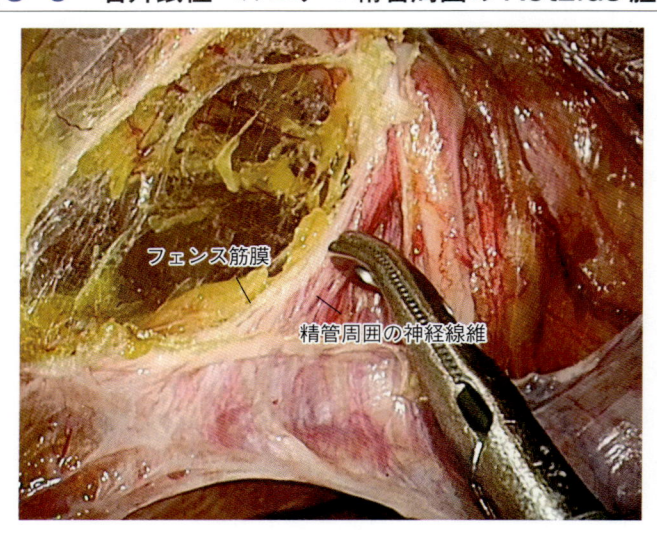

図3-7　右外鼠径ヘルニア：精管と内側臍ヒダとの境界の剝離

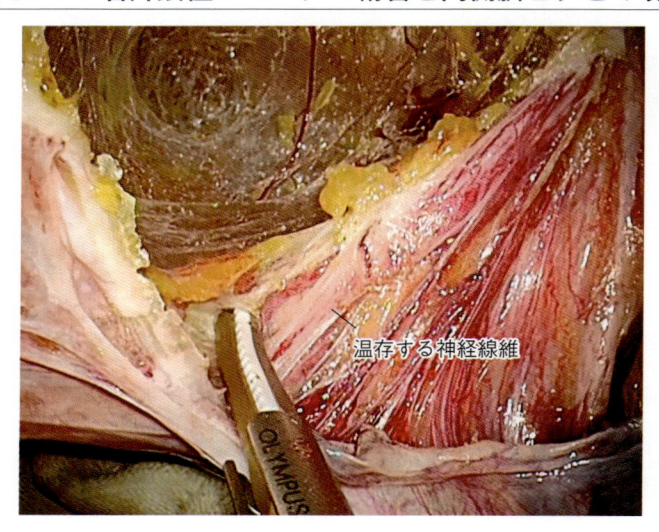

フェンス筋膜と精管周囲の神経線維の一部を切離し，精管と残す神経線維を LCS のティッシュパッドで4時方向に押して剝離する

　腹側剝離を行う前に腹側腹膜を2本の把持鉗子で把持し，腹膜を腹壁から離すべく頭側に牽引する。それにより，剝離すべき腹膜前筋膜浅葉と腹膜前筋膜深葉の間に炭酸ガスが入り込み，剝離スペースを確保できる（図3-8）。腹膜前筋膜浅葉には左右に走行する腹直筋後鞘の線維（attenuated posterior rectus sheath；APRS）が含まれ，この線維を腹壁側へ温存するラインで剝離を行う。若年者などで腹膜前筋膜浅葉と深葉の癒合が強い場合は意図して APRS を切離し，腹膜前筋膜浅葉の奥の層へ入ることも許容されるが，下腹壁動静脈からの側枝が走行する層での剝離となるため出血に留意する必要がある。

　剝離を行う際には<u>LCS のティッシュパッドを腹側にして大きく開き，シャフトを回転させながら索状物を挟み込んで切離する操作が有用である</u>。剝離は下腹壁動静脈の直上から始め内側へ進める。左手把持鉗子で腹膜を把持し，内側ではなく，頭側に牽引し，剝離ラインに幅をもたせながら APRS の線維をメルクマルとして内側に LCS にて鋭的に切離していく（図3-9）。背側から作ってある受けの剝離も目安にして，Retzius 腔を膀胱下腹筋膜寄りのラインで剝離していく（図3-10）。左手鉗子で腹膜のみを把持したり，腹膜と内側臍ヒダを同時に把持したりするが，<u>重要なことは，牽引する方向を腹</u>

図3-8　右外鼠径ヘルニア：腹側腹膜剥離前の腹膜の牽引

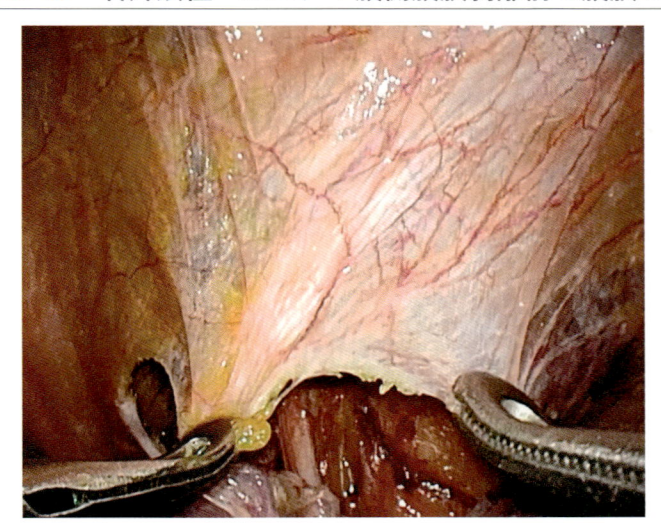

腹壁から腹膜を離す方向に牽引する

図3-9　右外鼠径ヘルニア：attenuated posterior rectus sheath（APRS）を温存する剥離ライン

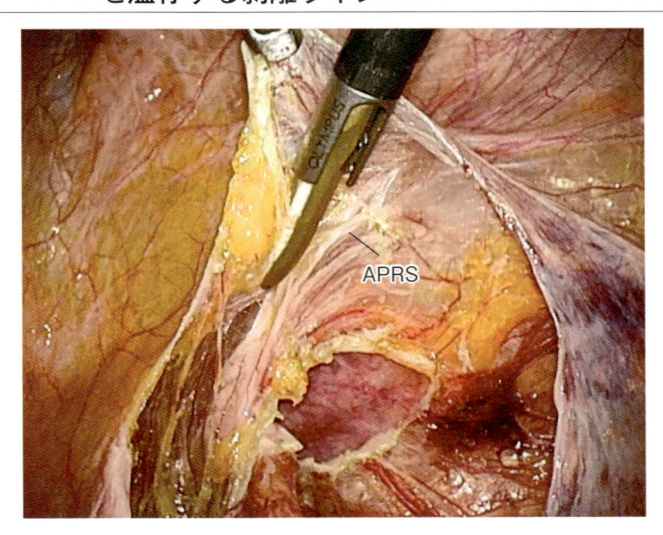

図3-10　右外鼠径ヘルニア：膀胱下腹筋膜寄りの剥離

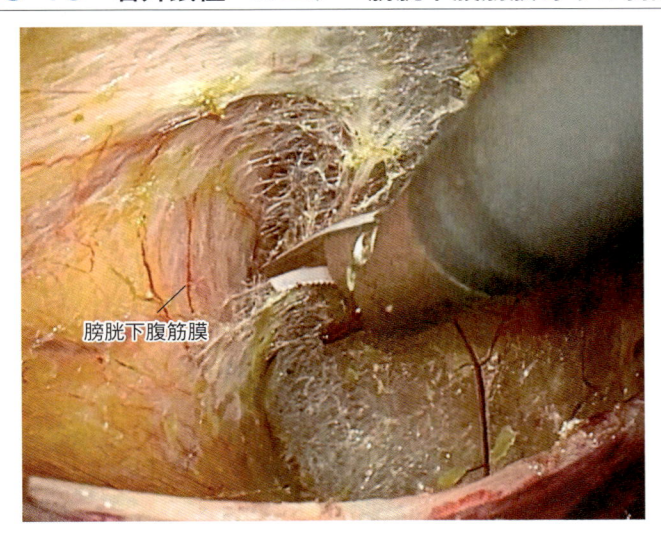

疎性結合織切離後の鈍的剥離の際には膀胱への熱損傷に注意する

壁から垂直な頭側方向に行うことである。剝離範囲は奥まった操作とならない範囲で可能なかぎり行う。

4）外側腹側剝離

LCS を右手のみで操作する場合，外側腹側の剝離はやや困難となるため3方向の剝離を終えてから行うのがよい。腹膜の可動性が向上した状態でかつ切離すべき索状物が他方向からの剝離でおおむね切離されており，最小限の操作となる。左手把持鉗子で残った索状物の近傍の腹膜を把持し，これも腹壁から離すよう頭側に牽引する。同じく右手の LCS のティッシュパッドを開いた状態で腹側に置き，シャフトを回して索状物を挟み込んで切離する（図3-11）。もう1周腹膜剝離を行うため，ここでの操作は無理をせず腹膜切開縁から1cm 程度剝離ができればよい。

5）外側背側剝離2回目

全体の腹膜の可動性がよくなってから2回目の parietalization を行う。LCS あるいはガーゼによる剝離を行う。初回より剝離層が広がっているため，トロックスガーゼ A® は大きく丸めて剝離に用いる。腹膜にテンションがかかりにくくなってきたら左手鉗子で剝離面手前まで腹膜を大きく把持するとテンションがかかりやすくなる。精巣動静脈の直上は腹膜と腹膜前筋膜深葉との癒合が強いことが多く，LCS による鋭的切離を要する。フェンス筋膜の追加切離は精管と内側臍ヒダが交差するところまでというが，実際には剝離していくと交差する点は移動する。精管，下腹壁動静脈，精巣動静脈の合流するポイントから精管に沿って5cm を目安に行う。

6）内側剝離2回目

腹側から膀胱下腹筋膜に沿って疎性結合織を腹壁に残す層で剝離を追加する。腹膜の牽引のテンションが緩んできた場合は左手鉗子で腹膜と内側臍ヒダを同時に大きくもつ，あるいは把持鉗子を閉じた状態で剝離面に鉗子を入れて展開することもある。いずれにしろ腹壁から垂直な方向への牽引ができているかが重要である。疎性結合織をLCS で鋭的に切離した後にそのまま膀胱下腹筋膜を LCS で押して鈍的剝離を追加することはあるが，その際に熱をもったアクティブブレードを膀胱下腹筋膜に押しあてることによる膀胱への熱損傷は避けるようにする。内側は正中を越えるところまで，背側はCooper 靱帯から2cm 背側まで剝離する。

7）外側腹側剝離2回目

ガーゼによる剝離を先に行うと，2時から3時方向に衝立状の索状物が残る。これは腹膜前筋膜深葉を外側背側では腹壁に残し，外側腹側では腹膜側に残すためにできた膜であり，これを鋭的に切離する。ここは腹膜にしっかりとしたテンションをかけないと切離の際に腹膜損傷のリスクがあり注意する。

8）剝離範囲測定，追加剝離

剝離範囲の測定を行う。当科で用いている把持鉗子は完全に開いた状態で幅2.5cmとなるため，これを目安にして測定している。L型ヘルニアの場合，フラットメッシュの中心は精管，下腹壁動静脈，精巣動静脈の合流するポイントに置くのがよく，そこからIP tract に平行に内側に7.5cm（鉗子3個分），腹側に5cm（鉗子2個分），精管に沿って5cm（鉗子2個分），外側に7.5cm（鉗子3個分）の剝離範囲がとれているかを確認し，剝離範囲が足りなければ適宜剝離を追加する（図3-12）。

図3-11　右外鼠径ヘルニア：LCS での外側腹側剝離の手技

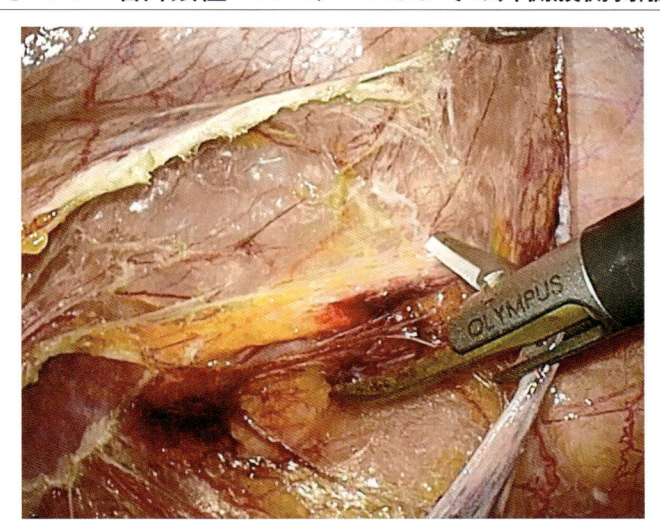

左手鉗子で腹膜を牽引し組織に奥行きを作りつつ，LCS のティッシュパッドを大きく開いて剝離に用いる

図3-12　右外鼠径ヘルニア：把持鉗子による剝離範囲の測定

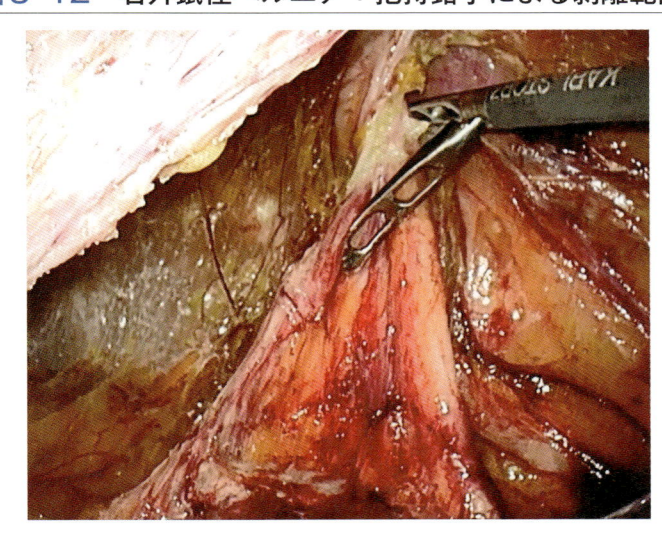

鉗子の幅が2.5cm となり，精管と内側臍ヒダの交点まで鉗子2個分剝離できていることを確認する

4　メッシュ留置

　フラットメッシュを使用する場合，エッジをトリミングする。メッシュの中心に支持糸をかけることもある。メッシュを長軸方向に二つ折にした状態で折り目が腹側になるようにしながら12mm ポートからメッシュを腹膜外腔の恥骨方向に向けて挿入する。カメラを12mm ポートから入れ直し，メッシュ外側も腹膜外腔へ入れ込んでメッシュを広げる。メッシュの中心が精管，下腹壁動静脈，精巣動静脈の合流するポイントに来るようにしつつ，背側からメッシュの微調整を行う。微調整はメッシュを手前に押し上げて行うより腹壁側に押しあてながら少しずつずらすと，メッシュが大きくずれるのを防げることが多い。メッシュをあてる腹壁は奥行きがあるため，メッシュの長軸を内側はIP tract に平行にし，外側は少し背側ずらして「ヘ」の字型に折ることで，<u>メッシュが腹壁から浮かないように留置できる</u>（図3-13）。

　タッキングは右手から下腹壁動静脈の外側と内側，Cooper 靱帯の外側と内側，腹直筋背側，左手からメッシュ外側腹側縁に合計6発打つ。Cooper 靱帯は腹側が柔らかい

図3-13　右外鼠径ヘルニア：腹壁の立体構造を意識したフラットメッシュの留置方法

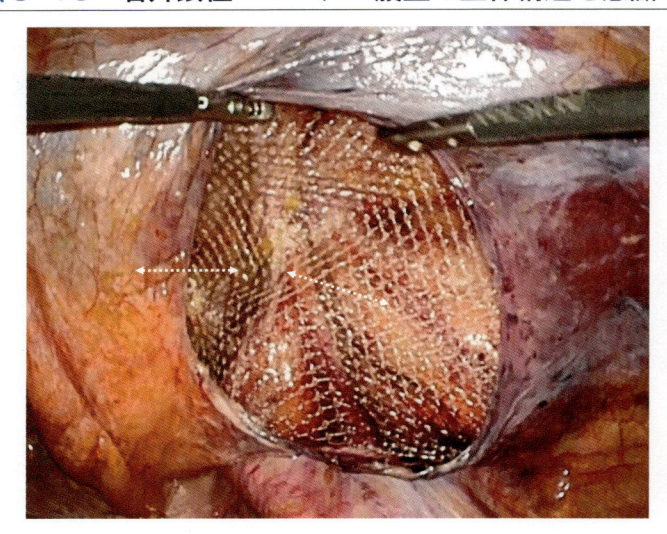

内鼠径輪から外側でメッシュを背側に折ることでメッシュの浮きが予防できる

ためタッキングしやすく，裂孔靱帯の内側縁近傍に腹側からタッキングすると失敗しないことが多い。表面を走行する血管を避けてタッキングする。また，メッシュ外側腹側縁にタッキングする際には，陰部大腿神経や外側大腿皮神経損傷を避けるべく IP tract の腹側に打つ必要があるが[4]，体表からのカウンタートラクションを過度にかけて深くにタッキングすることで腹壁の奥に走行する腸骨下腹神経の損傷のリスクがあることも留置すべきである。

5　腹膜縫合閉鎖

　腹膜縫合の際には術者が運針しやすい高さまで手術台を下げつつ腹膜に圧がかかりにくくなるよう，気腹圧を8 mmHg に下げる。

　当科では腹膜フラップの中心にまず支持糸を置いて，腹側と背側腹膜の位相を合わせた後に，内側から外側に向けて連続縫合で腹膜縫合を行っている。針糸は12mm ポートから挿入するが，カメラを5 mm ポートから入れて針糸を目視しながら挿入する。

　支持糸は3-0吸収性編み糸22mm 強彎針を15cm にカットし，腹膜フラップの中心やや内側よりにかける。腹膜欠損が大きいと結紮する際に腹膜が裂けることもあり，腹側-腹側-背側-背側，腹側-背側-腹側のように2回腹膜に針糸をかけるようにするとよい。

　内側から外側に向けての連続縫合は3-0吸収性モノフィラメント糸26mm 強彎針を24cm にカットして行う。腹膜内側縁から支持糸までは腹圧がかかりやすく針の進み（ピッチ）は小さめにして運針する左手把持鉗子で腹膜内側縁を把持し内側に牽引することで腹膜欠損部が平坦化し，腹膜の腹側背側を一度に運針できる（図3-14）。モノフィラメント糸はすべりがよいため3，4針運針後に糸を締めることができるが，糸がかかった場合や支持糸を乗り越えるときは糸のすべりが悪くなるため，その時点で糸を締める。支持糸から腹膜外側縁までは左手把持鉗子で腹膜外側縁を把持して外側に牽引することで同じく腹膜欠損部が平坦化し，腹膜の腹側背側を一度に運針する（図3-15）。一度に運針しやすいように針は26mm と大きめのものを使っている。腹膜の腹側背側で一度に運針することが難しいときは無理に行わず，腹側，背側と別に運針するようにする。針をもった状態で持針器を画面の外に出す行為を繰り返すことは安全上避ける。

図3-14　右外鼠径ヘルニア：内側腹膜の縫合

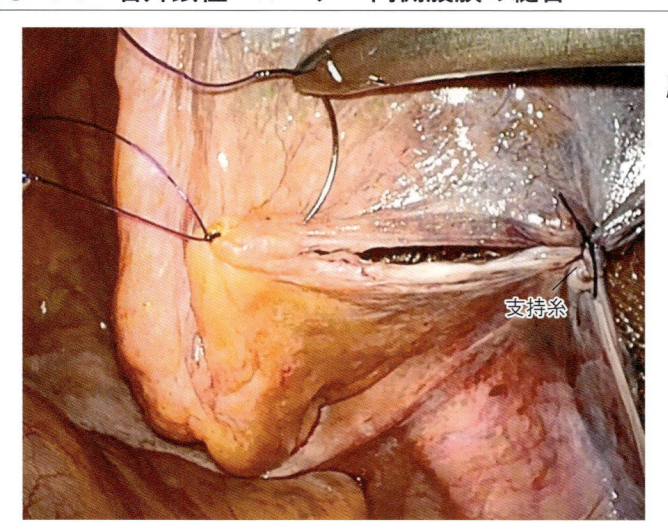

中心に支持糸を置き，内側縁を牽引して腹膜を平坦化する

図3-15　右外鼠径ヘルニア：外側腹膜の縫合

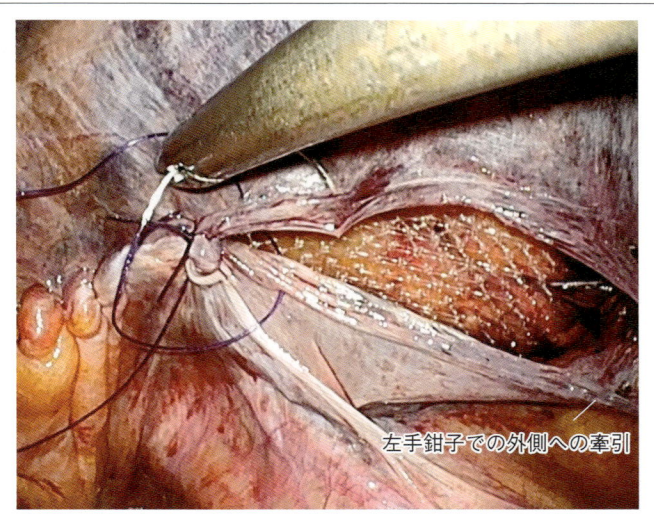

左手鉗子で腹膜を外側やや頭側に牽引し，持針器との軸を合わせる

- 腹膜鞘状突起がしっかり確認できるときは，外鼠径ヘルニアと同様の手順で腹膜鞘状突起をくりぬくような環状切開を行う。
- ヘルニア門へ直接アプローチするのではなく，ヘルニア門の腹側あるいは背側を先に剥離して，視野展開をよくしてからヘルニア門へのアプローチを行う。
- 内鼠径ヘルニアのヘルニア門の環状切開を行うことは，腹膜鞘状突起周囲の剥離も相まって腹膜欠損範囲が広大となるため行わない。

1 解剖の確認

内鼠径ヘルニアにおいてはヘルニア門が内側臍ヒダの外側にあるか内側にあるかを確認する。まれにヘルニア門上の腹膜前脂肪が豊富で腹腔内からヘルニア門の陥凹を確認できないこともあるが，触診などで鼠径ヘルニアがあると術前診断している場合は手術を進めていっている。

2 腹膜切開

精管，下腹壁動静脈，精巣動静脈の合流するポイントにある腹膜鞘状突起を確認し，その腹側のラインで腹膜切開を外側から内側へ行う。腹膜鞘状突起がしっかり確認できるときは，外鼠径ヘルニアと同様の手順で腹膜鞘状突起をくりぬくような環状切開を行う（図3-16）。腹膜鞘状突起の3cm外側から腹膜切開を開始し，腹膜を十分頭側に牽引しながら腹膜をLCSにて切離し，下腹壁動静脈の直上まで切離後内側臍ヒダを牽引しRetzius腔に炭酸ガスを入れる。精管の手前まで内側の腹膜切開を置いて受けを作り，背側腹膜切開を外側から始める。腹膜前筋膜深葉を腹壁側に落として腹膜を切開し，環状切開を終える（図3-17）。腹膜鞘状突起が小さい場合は腹側に置いた腹膜の横切開を背側に剥離していくだけで，腹膜を損傷することなく腹膜鞘状突起を腹壁から外せることもある。

なお，内鼠径ヘルニアのヘルニア門の環状切開を行うことは，上述の腹膜鞘状突起周囲の剥離も相まって腹膜欠損範囲が広大となるため行っていない。

3 腹膜前腔剥離

1）腹側剥離

内鼠径ヘルニアではヘルニア門へ直接アプローチするのではなく，ヘルニア門の腹側あるいは背側を先に剥離して視野展開をよくしてからヘルニア門へのアプローチを行う。とくにヘルニア門背側には必ずCooper靱帯前面の剥離可能層があり，ここを確保することは内鼠径ヘルニアを安全に行ううえで重要である（図3-18）。内側背側の剥離を行う前に，腹側剥離を行って腹膜の可動性を上げてからCooper靱帯へアプローチする。

腹側剥離は外鼠径ヘルニアの手技のときと同様に腹側腹膜を2本の把持鉗子で把持し，腹膜を腹壁から離すべく頭側に牽引して腹膜前筋膜浅葉と深葉の間に炭酸ガスを入

図3-16　右内鼠径ヘルニア：腹膜切開

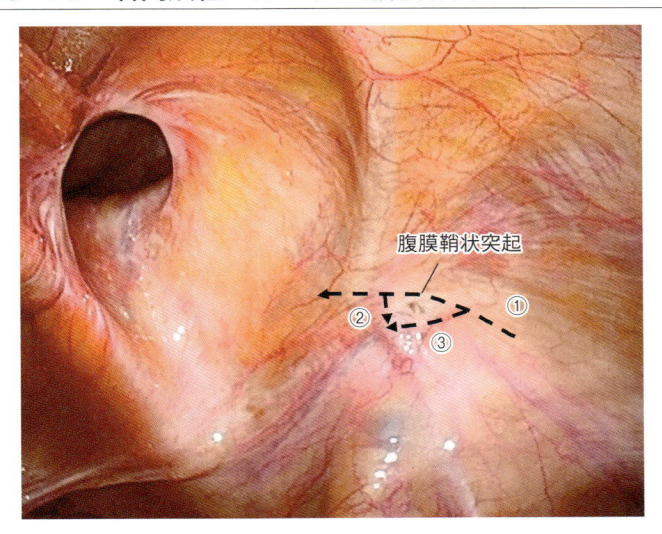

図3-17　右内鼠径ヘルニア：外側背側からの腹膜鞘状突起の切離

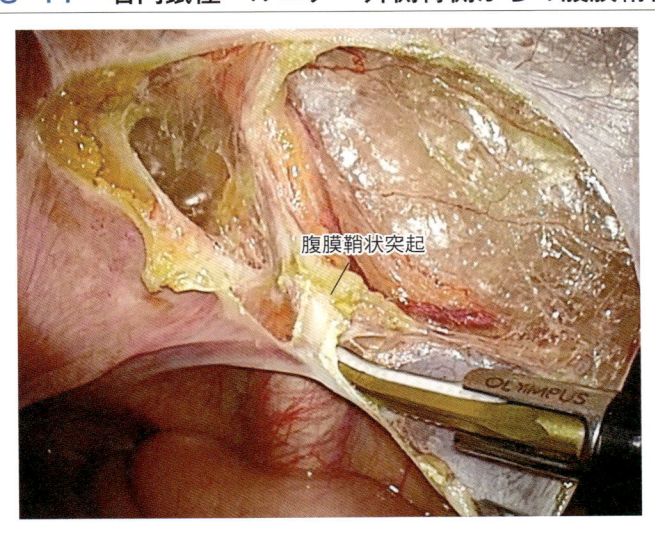

図3-18　右内鼠径ヘルニア：ヘルニア門剥離前の Cooper 靱帯前面の剥離

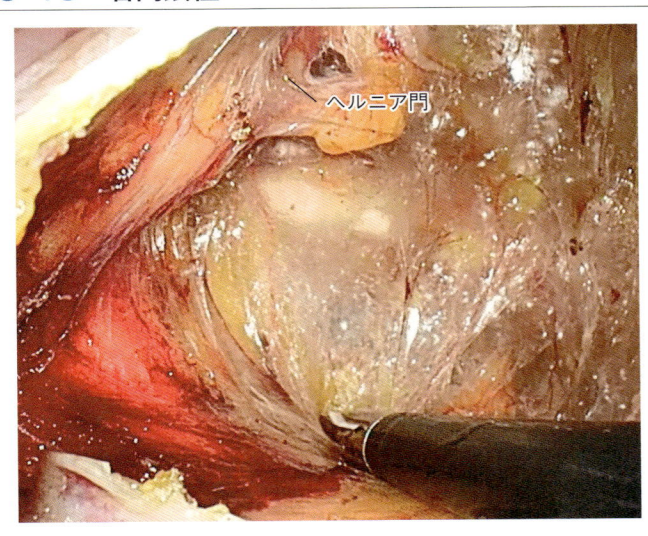

れた後に，下腹壁動静脈直上から内側に向けて腹膜剝離を行う。

2）内側背側剝離

腹側，背側の腹膜の剝離をある程度行ってからCooper靱帯前面へのアプローチを行う。ヘルニア門が内側臍ヒダより内側にある場合は内側臍ヒダを左手把持鉗子で牽引し，ヘルニア門が内側臍ヒダより外側にある場合はヘルニア門を翻転させて左手把持鉗子で牽引するとテンションがかかり，Cooper靱帯へのアプローチが容易になる。

3）ヘルニア門へのアプローチ

腹膜前筋膜浅葉の温存を意識しながらヘルニア門へアプローチすると，腹膜前筋膜浅葉に覆われたpseudo sac（横筋筋膜）を見ることができ，この層であればpseudo sacと膀胱下腹筋膜を鈍的に剝離することができる（図3-19）。愛護的に膀胱下腹筋膜を左手把持鉗子で把持し，pseudo sacを右手鉗子で腹壁側へ落としていく。ある程度剝離されたら左手把持鉗子の把持位置を奥の膀胱下腹筋膜にもち替えて剝離のテンションを維持するように努める。これを繰り返すことで必ずヘルニア門の剝離は腹膜を切開することなく鈍的に行えるが，ヘルニア門の辺縁は経年的な癒着を認めることもあり，これはLCSにて鋭的に切離する（図3-20）。視野がよければこのまま正中を越えるまでの剝離を行うが，視野が悪ければ外側剝離を終えた後に2回目の内側剝離を行う。

4）外側剝離

ヘルニア門の処理で十分な腹膜の可動性を得た状態で外側背側，外側腹側の剝離を進める。剝離の方法は外鼠径ヘルニアにおけるものと同様である。

5）剝離範囲測定，追加剝離

メッシュ留置位置はmyopectineal orifice（MPO）[5]をカバーするという観点から外鼠径ヘルニアと大きく変わらず，精管，下腹壁動静脈，精巣動静脈の合流するポイントからIP tractに平行に内側に7.5cm（鉗子3個分），腹側に5cm（鉗子2個分），精管に沿って5cm（鉗子2個分），外側に7.5cm（鉗子3個分）の剝離範囲がとれているかを確認する。ヘルニア門からとくに内側と腹側に3cm以上の剝離範囲が確保されているかを確認し，足りなければ追加剝離を行う。

4 メッシュ留置

メッシュの中心が精管，下腹壁動静脈，精巣動静脈の合流するポイントにくるように留置するが，ヘルニア門内側，腹側から3cmのオーバーラップが確保できないようならメッシュ全体を内側にずらす。タッキングは外鼠径ヘルニアのときに行う下腹壁動静脈の内側と外側，Cooper靱帯の内側と外側，腹直筋背側，メッシュ外側腹側縁に加えて，ヘルニア門上のメッシュを押しあてることで浮いてくる場所に追加でタッキングを行い，ヘルニア門に対して十分な強度をもつようにする。

5 腹膜縫合閉鎖

腹膜縫合の手順は外鼠径ヘルニアの手技と同様である。ヘルニア門前面の剝離の際に生じた余剰な腹膜前脂肪は腹膜前腔へ収めて腹膜縫合を行う。

図3-19　右内鼠径ヘルニア：ヘルニア門の剥離

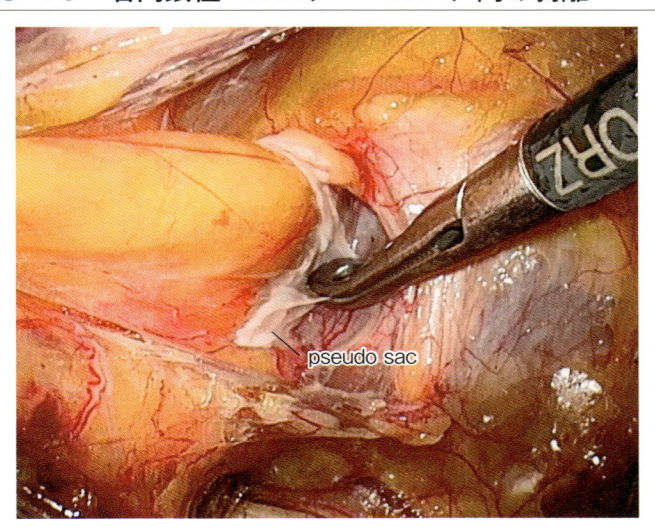

左手把持鉗子で腹膜前脂肪を頭側に牽引し，pseudo sac を鈍的に剥離する

図3-20　右内鼠径ヘルニア：ヘルニア門の辺縁の鋭的切離

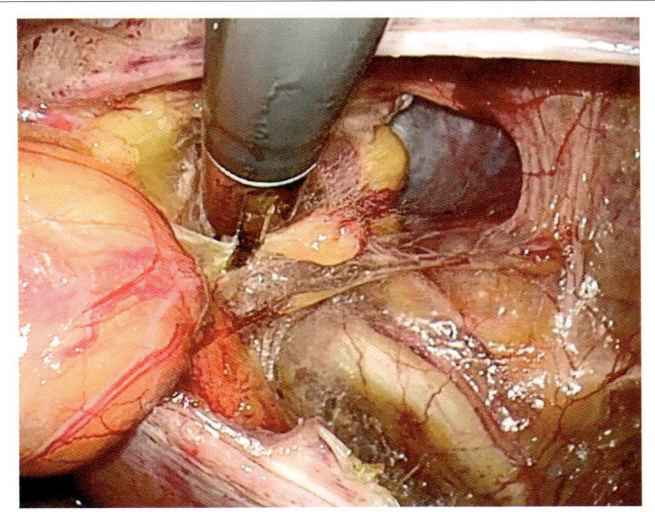

腹膜前脂肪寄りでの切離を行う

おわりに

　以上当科で行っている右側鼠径ヘルニアに対する TAPP 法の手順を紹介した。最初は腹膜剥離範囲が不十分なままメッシュ留置に移ってしまうことが多い。腹膜剥離は各方向を少しずつ行っていけばさらに剥離できるようになる。<u>剥離範囲が不十分となりがちなときは2周ではなく，3周目の剥離も行い，十分な腹膜剥離範囲を得ることが重要である。</u>

文　献

1) Mirilas P, Mentessidou A, Skandalakis JE：Secondary internal inguinal ring and associated surgical planes：Surgical anatomy, embryology, applications. J Am Coll Surg 206：561～570, 2008.

2) 蜂須賀丈博，齊藤卓也，深見保之，他：鼠径部ヘルニア術後疼痛；神経痛症（neuralgia）に焦点を当てて．臨床外科 76：90～97, 2021.

3) Claus C, Furtado M, Malcher F, et al：Ten golden rules for a safe MIS inguinal hernia repair using a new anatomical concept as a guide. Surg Endosc 34：1458～1464, 2020.

4) Reinpold W, Schroeder AD, Schroeder M, et al：Retroperitoneal anatomy of the iliohypogastric, ilioinguinal, genitofemoral, and lateral femoral cutaneous nerve：Consequences for prevention and treatment of chronic inguinodynia. Hernia 19：539～548, 2015.

5) Daes J, Felix E：Critical view of the myopectineal orifice. Ann Surg 266：e1～e2, 2017.

（篠原健太郎）

第 4 章

左鼠径ヘルニア(外・内)のTAPP手技

POINT

- 内側アプローチを基本手技としている。
- 優位鉗子(右手)の鉗子制限から右側と違ったアプローチが必要である。
- 愛知医大では再現性の高い術式を定型化している。
- S状結腸が滑脱する de novo 型は特殊なアプローチが必要な場合があり,難易度が高い。

▶ 動画
左外鼠径ヘルニア
13分10秒

▶ 動画
左内鼠径ヘルニア
5分

　本項では，左側の鼠径ヘルニアに対する当科の TAPP 手技について述べる。

　左側の鼠径部の解剖は右側と左右対称に位置している。しかし，右側とは異なったアプローチを要するため，苦手意識をもたれている方もいるのではないだろうか。右と左のTAPPは，右結腸切除と左結腸切除ほどに手技が異なるという意見も聞かれる。ここで，「右側と同様のアプローチではできないのか？」という疑問が生じる。実際には，右側と同様のアプローチは可能である。しかし一般化していないのは，多くの術者が右利きであり，右手で超音波凝固切開装置（LCS）を使用する手技では，鉗子の可動域制限から右側と同様のアプローチは難しいからである。筆者は左利きのため，左側は左手主体で右と対称の手技で TAPP を行っていた時期がある。この方法であればまったく問題なく修復できるが，指導する立場になり，このアプローチは右利きの術者に不向きであるため中止した経緯がある。誰にでも再現可能な術式こそ，真によい術式と考えている。愛知医大の左側鼠径ヘルニアに対する TAPP 手技は再現性が高い術式であるため，詳述する。

左外鼠径ヘルニア

・男性患者であれば技術認定試験対象であるので，詳しく解説する。
・内側臍ヒダのすぐ外側から腹膜切開を開始する。
・右側と同様にヘルニア門の頭側から腹膜切開を開始する環状切開を採用している。
・左側の de novo 型ではS状結腸が滑脱しているため，環状切開できない場合もある。

1　解剖の確認

　まず，精巣動静脈，精管，内側臍ヒダ，下腹壁動静脈を鉗子で指差し確認する。ilio-pubic tract（IP tract）も視認できるか確認しておく（図4-1）。ヘルニア門の大きさを鉗子で測定し，日本ヘルニア学会2021年版鼠径部ヘルニア分類（新 JHS 分類）でL1，L2，L3なのかを分類する[1]。<u>外鼠径ヘルニアで重要なことは de novo 型か否かの確認である</u>。de novo 型外鼠径ヘルニアは2016年に早川が提唱した概念であり，腹膜鞘状突起の開存（PPV）とはまったく関係なく，後天的に内鼠径輪周辺の組織が脆弱化して直接腹膜と筋膜構造が鼠径管内へ滑脱するタイプのヘルニアである[2][3]。<u>de novo 型か否かは，ヘルニア嚢がすべて腹腔内に還納できるか否かで鑑別できる</u>。還納できた場合は基本的には de novo 型であると考える。de novo 型は内側の腹膜前脂肪も滑脱している場合があり，解剖の同定が困難であり難易度が高い[4]~[6]。また，左側ではS状結腸の生理的癒着部が滑脱している場合もある。この場合は，S状結腸に精管や精巣動静脈が隠れていて確認できないことがある。俗な言い方になるが"技術認定向きではない症例"である。当科では<u>de novo 型であっても可能なかぎり腹膜環状切開アプローチで行っているが，S状結腸が深く滑脱している症例では環状切開が困難であるため，高位切開アプローチが必要な場合もある</u>。腹膜切開，腹膜前腔剥離の項では，通常の環状切

図4-1　左外鼠径ヘルニア：解剖の確認

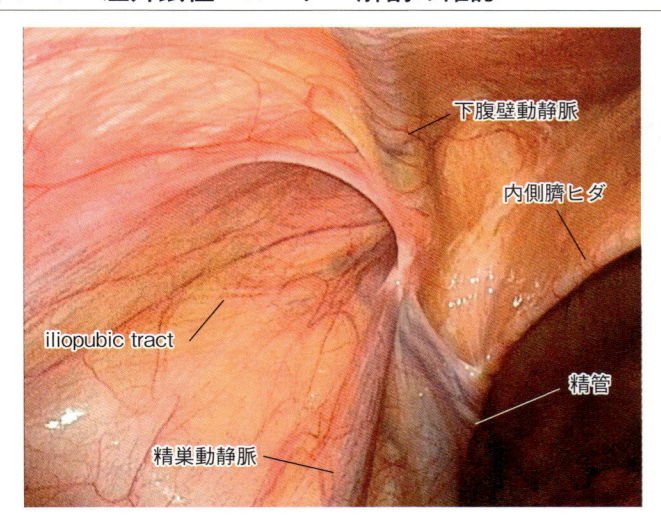

精巣動静脈，精管，内側臍ヒダ，下腹壁動静脈を鉗子で指差し確認し，手術に参加しているスタッフと認識を共有する。iliopubic tract も視認できるか確認しておく

開可能な場合と de novo 型で高位切開が必要となる場合にわけて解説する。

2　腹膜切開

　通常の腹膜環状切開を行う場合から述べる。当科では，ヘルニア門の腹側の腹膜切開を先行する環状切開を採用している。内鼠径ヘルニアではヘルニア門腹側の高位切開を採用しており，最初の切開ラインを統一することで手技の定型化を図っている。内側臍ヒダを牽引し，そのすぐ外側から腹膜切開を開始する内側アプローチを行う。Retzius 腔への間隙としてみえる蜘蛛の巣状の深葉を確認する。この段階で Retzius 腔に炭酸ガスが流入するが，Retzius 腔の剥離は後に行うので，まずは腹膜環状切開を完成させる。ヘルニア門の腹側の腹膜切開から行う。一太刀ごとに腹膜のみを切開するイメージで腹膜を切離することで，深葉は温存されるため，下腹壁動静脈も温存される（図4-2a）。ヘルニア門を越えたところで背側に向かって腹膜を切離しておき，背側切開を内側の腹膜切開開始部からここにつなげて環状切開を完了させる。背側切開では，精管，精巣動静脈の温存が重要となる。腹膜から精管を剥離し確認できれば問題はないが，左側の場合は，外側が剥離できていないため，視野が不良で精管の同定が困難な場合もある。腹膜に LCS のティッシュパッドを滑り込ませて，ティッシュパッドが透見できていれば，精管を噛み込んでいることはない。精巣動静脈の前も同様に腹膜を切離し，環状切開を完成させる（図4-2b）。腹膜切開時に精管を同定できていなかった場合も，腹膜を切離した後で内側臍ヒダを牽引すると精管を同定することができ，温存できていることが確認できる。

　次いで de novo 型の場合を述べる。de novo 型であっても，S 状結腸の滑脱が軽度であれば環状切開が可能である。前述と同様に，内側アプローチ，腹側切開先行で環状切開を行う。ここでの留意点は，de novo 型の場合は滑脱した腹膜に肥厚や瘢痕を認めることが多いことである。肥厚部や瘢痕部を切離すると，先ほどのティッシュパッドを透見して腹膜を切離することができず，精管や精巣動静脈を損傷する可能性がある。瘢痕の外回りで環状切開を行うことを推奨している（図4-3a）。環状切開が大きくなるため，腹膜閉鎖が困難になることを懸念されるかもしれないが，腹膜前腔を十分に剥

図4-2　左外鼠径ヘルニア：腹膜環状切開

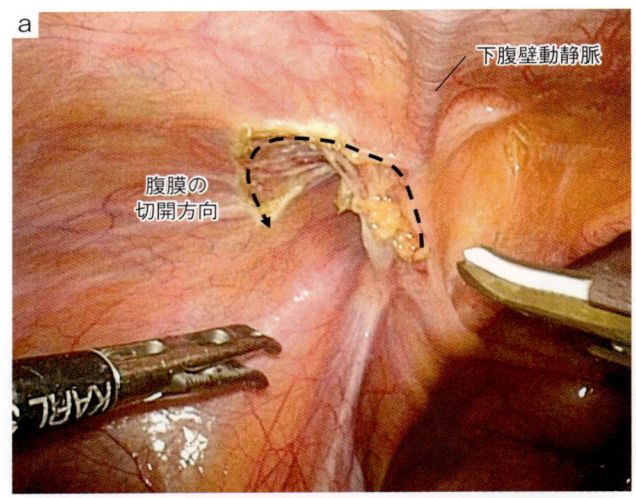

a：ヘルニア門の腹側の腹膜切開から行う。一太刀ごとに腹膜のみを切開するイメージで腹膜を切離することで，深葉は温存されるため，下腹壁動静脈も温存される

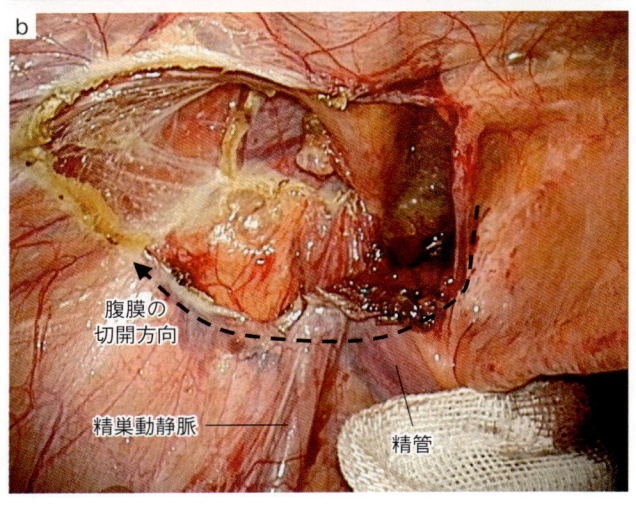

b：腹側の切離ラインと連続させて，環状切開を終了する。腹膜切開時に精管を確認できていなかった場合も切離後であれば確認できるので，この段階で温存できていることを確認する

離すれば腹膜閉鎖は可能である。瘢痕の末梢側でヘルニア嚢を環状切開することも可能だが，de novo 型ではヘルニア嚢先端が固定されていないためヘルニア嚢が引きずりだされ切離ラインが一定しないことも多い。

　S状結腸が滑脱している場合は，S状結腸が邪魔で背側の腹膜切開ができない。S状結腸を剥離する方法もあるが，生理的癒着部を剥離することになり，腹膜を損傷することになるので推奨していない。腹膜高位切開でアプローチする。切離ラインは環状切開の腹側切開と同様にしている（図4-3b）。

3　腹膜前腔剥離

　環状切開が行えた場合から述べる。優位鉗子（右手）の向き，剥離可能層の同定が容易であることから，背側，外側の剥離から開始することが多い。

1）外側背側剥離

　この段階で外側の剥離は完了させるくらいの気持ちで剥離しておく。左手の鉗子で腹膜を"可能なかぎり腹膜1枚"（腹膜1枚にしたと思っても，実際には1枚でもてていないことも多いため，このような表現にしている）でもち，"手前方向"に牽引する。この"手前方向"への牽引はTAPPにおいて重要な手技の1つである。腹壁から剥離組織を手前に引っ張ることで，剥離可能層を同定することができる。剥離可能層は疎性

図4-3　左外鼠径ヘルニア：de novo 型の腹膜切開

a：環状切開が可能な症例
　de novo 型ではヘルニア嚢の腹膜が肥厚し瘢痕化していることが多い。腹膜の切開ラインは瘢痕の外回りを推奨している（点線矢印）

b：S 状結腸が滑脱し環状切開が不可能な症例
　高位切開でアプローチする。腹膜の切開ラインは内側臍ヒダの外側からヘルニア門の外縁までとし、環状切開の腹側切開と同様としている（点線矢印）

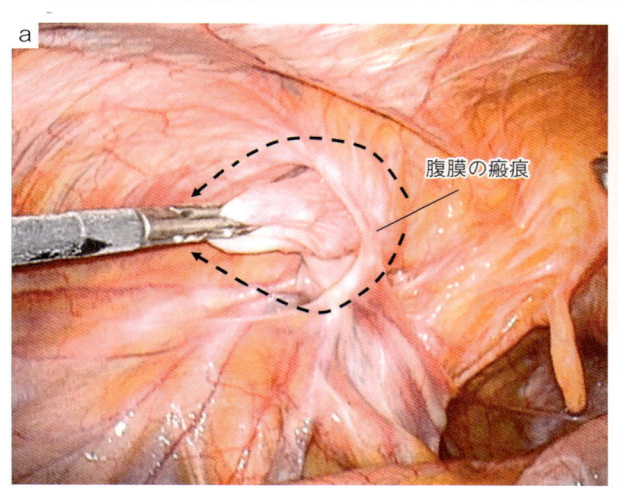
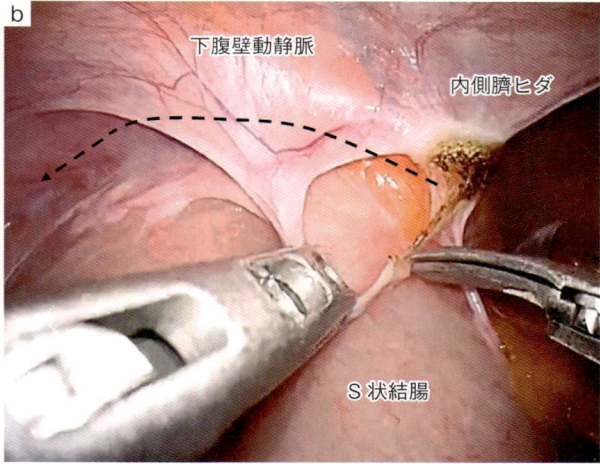

図4-4　左外鼠径ヘルニア：外側背側の腹膜前腔剝離

a：腹膜を手前方向に牽引することで，剝離可能層である疎性結合織を認識できる（点線で囲んだ部位）

b：疎性結合織をガーゼで隠さずに視認しながら，ガーゼ剝離を行う。ガーゼで腹壁を押し，腹膜を手前に牽引することで剝離が進む。ゆっくり行うことで剝離ラインを走行する毛細血管も視認することができる。適宜，LCS で凝固切離する

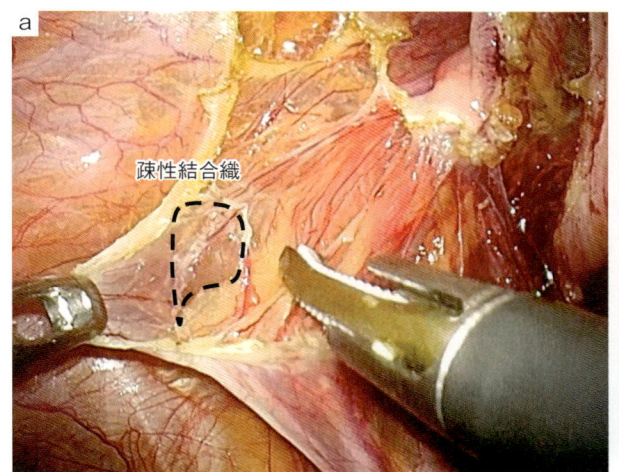
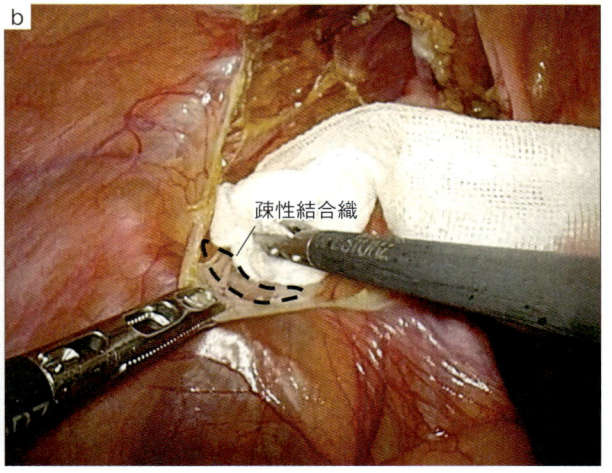

結合織として認識できる（図4-4a）。この疎性結合織は腹膜と深葉の間に存在するはずであるが，腹膜側につく脂肪の量などは個人差がある。腹膜1枚の剝離にこだわりすぎず，出現した疎性結合織を追求することが重要と考える。疎性結合織の線維をLCSで鋭的に切離したあとは，ガーゼ剝離による鈍的剝離も有効となる。ガーゼを腹壁に押し付けて，外側の腹膜を牽引すると剝離が進む。ここで重要なのは，剝離するラインをガーゼで隠すのではなく，視認しながらゆっくり剝離していくことである（図4-4b）。この"ゆっくり"行う鈍的剝離はこの先も有用となる。ゆっくり剝離することで腹膜の

図4-5 左外鼠径ヘルニア：外側腹側の腹膜前腔剥離

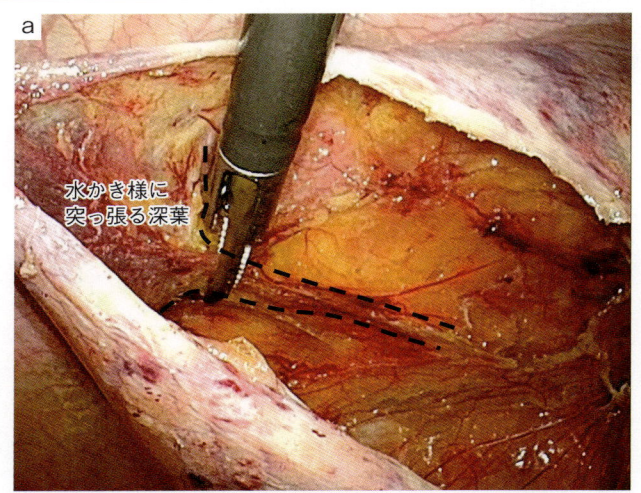

a：深葉と腹膜が癒合しているため腹膜を手前外側方向に牽引すると，深葉が水かき様に突っ張ってくる。水かき様の深葉を鋭的に切離し，剥離層を腹壁側に乗り換える

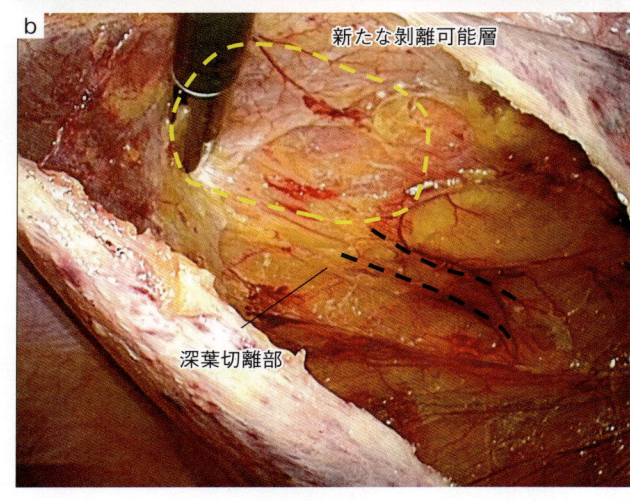

b：深葉を切離し，腹膜を手前に牽引すると新たな剥離可能層を同定できる。剥離可能層は横筋筋膜が露出する場合と，横筋筋膜に膜が乗った状態で露出する場合などさまざまである（図は膜が残っている）

損傷を避け，また出血しそうな毛細血管も認識することができる。毛細血管を鈍的に剥離し出血したとしても，ガーゼによる圧迫で止血可能であるが，血管を視認しLCSで凝固切離することで，出血のないドライな視野で剥離が進むほうが剥離ラインを見誤ることはなく見栄えもいい。ただし，LCSでガーゼをもって剥離する操作は禁止である。ガーゼを把持する際には鉗子をもち替えて行う。鋭的剥離の後にLCSで鈍的剥離を行うことは容認できるが，アクティブブレードの向き，余熱による組織の熱損傷には十分注意を払う必要がある。これらに不安がある場合は，時間はかかるが剥離の際には鉗子をもち替えて行うほうが印象はいい。

2）外側腹側剥離

腹側の剥離では，深葉と腹膜が癒合しているため腹膜を手前外側方向に牽引すると，深葉が水かき様に突っ張ってくる。ここでは意図してこの水かきを突破し，剥離層を腹壁側に乗り換える必要がある（図4-5a）。ここの外側腹側と，内側のRetzius腔の剥離だけは膜を1枚突破するという認識がTAPPでは重要である。この膜は深葉と呼ばれることが多いが，認識できる膜様組織の数は個人差があり，突破する膜の枚数に固執すると剥離層を見失うことがある。シンプルに"膜様組織を突破し新たな剥離可能層を見つけにいく"くらいの認識がいいと思われる。外側腹側で膜様組織を右手のLCSで鋭的に切離し，左手の協調運動で腹膜を手前に牽引すると新たな剥離可能層を同定でき

る（図4-5b）。腹膜と膜様組織の癒合の強度は個人差があり，剥離可能層は横筋筋膜が露出する場合と，横筋筋膜に膜が乗った状態で露出する場合などさまざまである。どちらが正解ということはなく，出現した剥離層をトレースしていく。膜様組織を切離した後は，ここでもガーゼ剥離が可能である。上前腸骨棘を越える部位が剥離範囲の目安である。

3）中央背側剥離

精巣動静脈，精管の parietalization と呼ばれる壁在化へ移行する。外側背側で同定した剥離可能層を保って精巣動静脈を剥離することで深葉が温存されるため，さらに腹壁側に存在する spermatic sheath や陰部大腿神経陰部枝はおのずと温存される（図4-6a）。精管と精巣動静脈の間に存在する水かき様の深葉も剥離可能層をトレースして鋭的，鈍的に剥離していく。精巣動静脈，精管と腹膜の癒合は強いことが多く，いきなりガーゼなどで鈍的剥離を行うと腹膜を損傷することがある。剥離可能層にある線維組織をLCSで鋭的に切離してからガーゼ剥離を行うことで，愛護的な剥離が可能となる。精管の parietalization を行う際には，内側臍ヒダを手前に牽引する。この操作により，これまで温存していた深葉と呼んでいる腹壁を覆う膜様組織が，下腹壁動静脈と精管のすぐ内側から牽引している内側臍ヒダに向かって手前方向に展開される。そして精管の内側にはこの深葉とは異なる，フェンス筋膜と呼ばれる膜様組織を認める。この視野がRetzius 腔剥離の前段階として重要な視野であるので覚えていただきたい（図4-6b）。精管の parietalization はこのフェンス筋膜を切離する必要がある。フェンス筋膜は強固なので，まずはLCSで鋭的に切離することを推奨する。精管周囲を走行する血管を温存するラインでフェンス筋膜に切り込みを入れる。切り込みが入ると鈍的に剥離できるようになるので，鈍的剥離と鋭的剥離を繰り返し精管と内側臍ヒダの交点までが剥離のゴールである（図4-6c）。精管の parietalization は，Retzius 腔を剥離した後のほうが視野がいいのでこの段階では可及的に行い，後に完成させる。とくに内側臍ヒダとの交点は腹膜前腔剥離の最終確認時に追加するイメージである。

4）Retzius 腔剥離

Retzius 腔の剥離に移る。内側臍ヒダの牽引で確認できた，手前に牽引された深葉を突破することでRetzius 腔に到達する（図4-7a）。外側腹側と同様に，膜を突破し剥離層を腹壁側に乗り換える重要な部分である。下腹壁動静脈の内側がもっとも突破が容易である。Retzius 腔が透見できていることもある。この部分からLCSで深葉を背側の精管に向かって切離していく。切離が進むごとに内側臍ヒダをさらに手前に牽引する。これにより新たな剥離可能層が出現する。剥離可能層である疎性結合織の腹壁側で剥離していくことで膀胱損傷を防ぐことができる。ここでの剥離層は，Cooper 靱帯を露出する層とCooper 靱帯に膜が乗った層が存在する。どちらでもかまわないが，剥離層はどちらか一定にする。層を行ったり来たりするのは減点対象である。当科では膜の乗った層を選択しているが，肥満症例などは脂肪でCooper 靱帯が視認できない場合がある。このような場合は，あえて剥離層を Cooper 靱帯が露出する層にしている。当科ではLCS の使用を基本的には右手に限定しているので，左側 TAPP の Retzius 腔剥離は手が交差して鉗子の可動域制限を受けるので難易度が高い。ポイントとしては，左手の内側臍ヒダの牽引を内側（右側）にするのではなく，手前に牽引することを意識すること

図4-6　左外鼠径ヘルニア：精巣動静脈，精管の parietalization

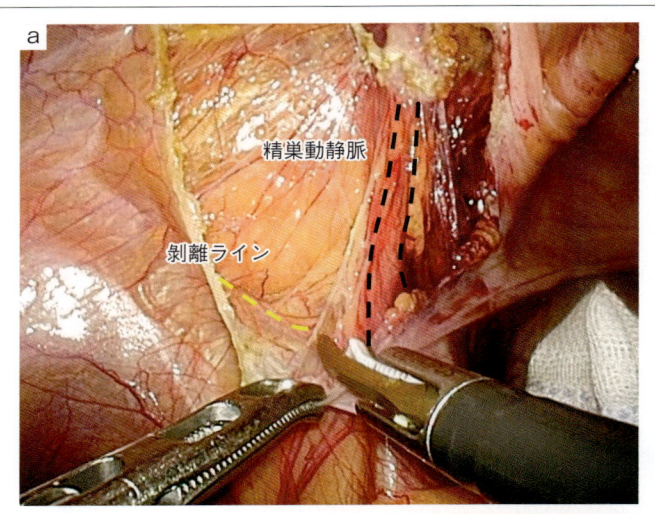

a：外側背側で固定した剥離可能層を保って精巣動静脈を剥離することで深葉が温存される。spermatic sheath や陰部大腿神経陰部枝はおのずと温存される

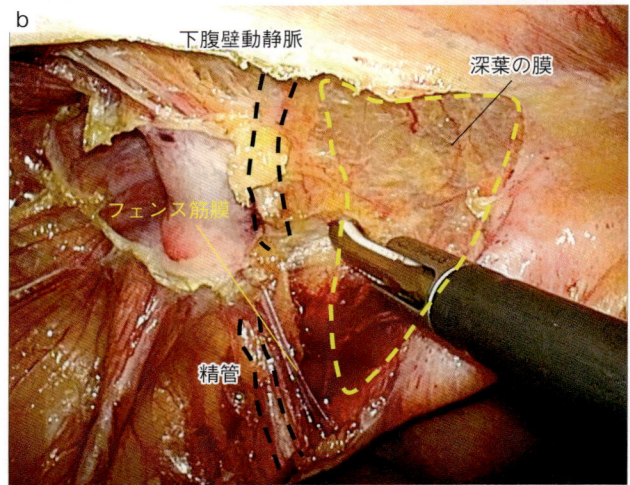

b：Retzius 腔剥離前の重要な視野。内側臍ヒダを手前に牽引すると，黄色点線で囲んだ深葉も手前に牽引され，Retzius 腔が深葉ごしに透見できる。精管の内側にはこの深葉は異なる膜様組織があり，フェンス筋膜と呼ばれるものである。フェンス筋膜は強固なので，LCS で切り込みを入れてからでないと鈍的剥離は難しい。この際，精管周囲の血管は温存する

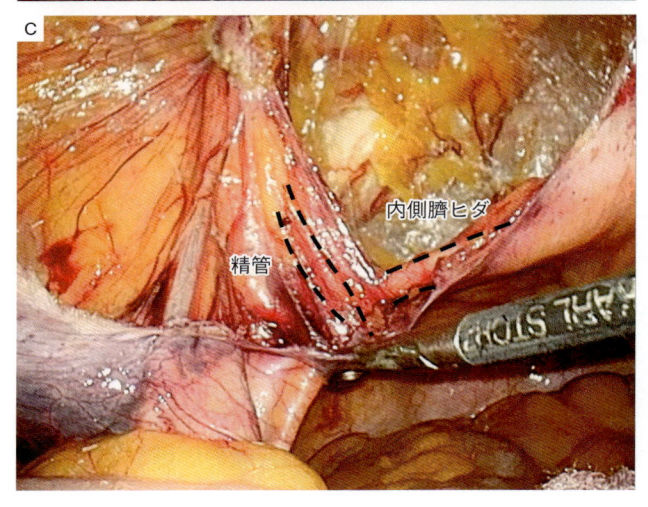

c：精管の剥離は，内側臍ヒダとの交点がゴールである。Retzius 腔を剥離した後のほうが視野がいいので後に行う

である（図4-7b）。視野を改善しようと内側に牽引すると，左右の鉗子がより干渉してしまう。これにより左手の鉗子によけいな力が入り，把持している内側臍ヒダの腹膜を損傷している場面を散見する（もちろん減点である）。鈍的剝離は左手で行ってもいいので，膜を鋭的に切離したあとは右手で内側臍ヒダを牽引し，左手で鈍的剝離を行うといいだろう。鼠径部切開法では指などで鈍的に剝離している部位であるので基本的には鋭的に剝離しなくてもいい。この剝離操作の留意点は，剝離方向がこれまでの腹壁側ではなく，腹腔側に剝離することである（図4-7c）。腹壁側はCooper靱帯や恥骨なので，腹壁側に押しても動かない。膀胱を手前にもってくるイメージで剝離することで剝離が進む。ゆっくり丁寧に剝離することで，死冠静脈周囲の出血を防ぐことができる。出血しそうな毛細血管を視認できた場合は，LCSで切離している。この際も，左右の手を入れ替えて右手で切離しているが，視野を崩さずに行うのが肝要である。恥骨結節の対側と腹直筋の正中が露出するまでが剝離のゴールである（図4-7d）。視野が崩れてしまう場合や，無理な操作で副損傷のおそれがある場合は，左手でのLCS使用はやむを得ない。ただし，この操作が稚拙であった場合は減点されるので多用することは推奨しない。

5）中央腹側剝離

最後に腹側の剝離を行う。腹側も鉗子の可動域制限を受ける難所の1つである。これまでに行った，内側のRetzius腔と外側の剝離層を連続させて剝離していく。この剝離層であれば基本的にはattenuated posterior rectus sheath（APRS）は温存される（図4-8）。症例によっては，深葉と浅葉の癒合が強い場合がありAPRS温存に固執すると腹膜を損傷する。腹膜の牽引でAPRSも牽引されるような場合は，意図してAPRSを切離する。下腹壁動静脈が露出するので損傷に留意する必要がある。

剝離手順を外側背側→外側腹側→中央背側→内側（Retzius腔）→中央腹側の順に述べた。この手順で剝離が完了すれば理想的であるが，実臨床では組織の強度や，癒合の強さなどの個人差があるため難しいことのほうが多い。良視野が得られない場合は，そこの剝離に固執せずに遠景をとり，どこが視野の妨げになっているかを確認する。妨げになっている部分の剝離を先行し，良視野で剝離を行うことを心がける。手順の定型化は重要だが，視野不良では剝離層を誤認し，無理な剝離を行うことになるため，柔軟性も求められる。

腹膜剝離終了後に，鉗子で剝離範囲を測定する。外側の腹側，背側，精管と内側臍ヒダの交点，内側腹側の4隅は剝離が不足しているとメッシュ展開が不良になるので十分に確認し，剝離不足と判断すれば剝離を追加する。メッシュ留置後に剝離を追加すると減点されるのでここで十分に剝離しておく。

図4-7　左外鼠径ヘルニア：Retzius腔剥離

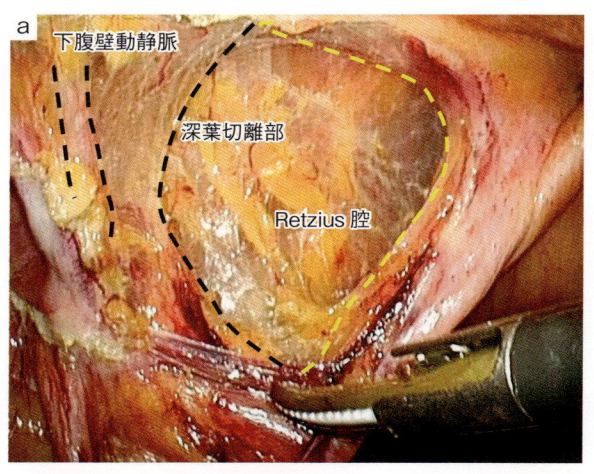

a：内側臍ヒダの牽引で手前に牽引された深葉を突破することでRetzius腔に到達する。下腹壁動静脈の内側がもっとも切離と突破が容易である。黒点線と黄色点線で囲まれた部位がRetzius腔であるが，Retzius腔の剥離層は，Cooper靱帯を露出する層とCooper靱帯に膜が乗った層が存在する（図は膜を温存した層）

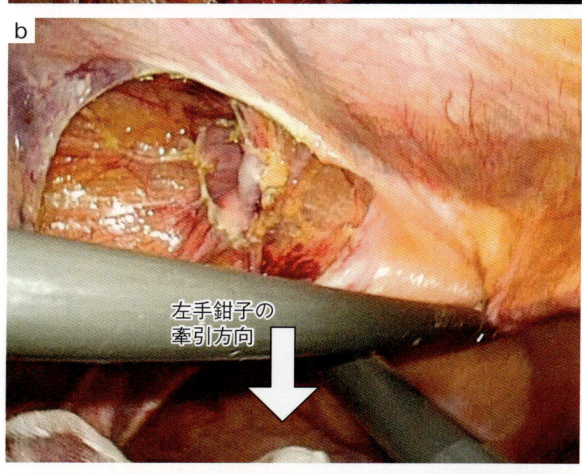

b：左側TAPPのRetzius腔剥離は手が交差して鉗子の可動域制限を受ける。左手の内側臍ヒダの牽引を内側（右側）にするのではなく，手前に牽引することを意識することである

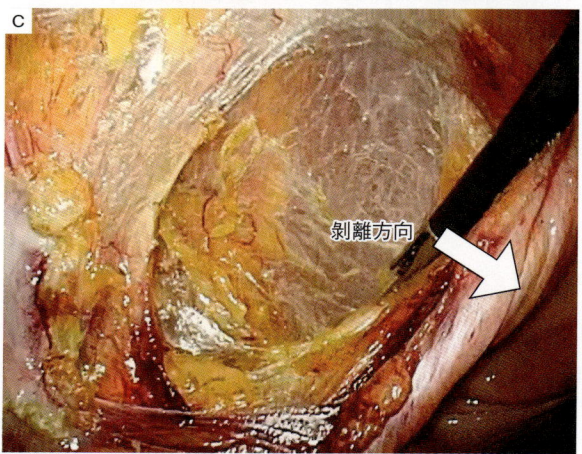

c：Retzius腔では剥離方向がこれまでの腹壁側ではなく，腹腔側に剥離する

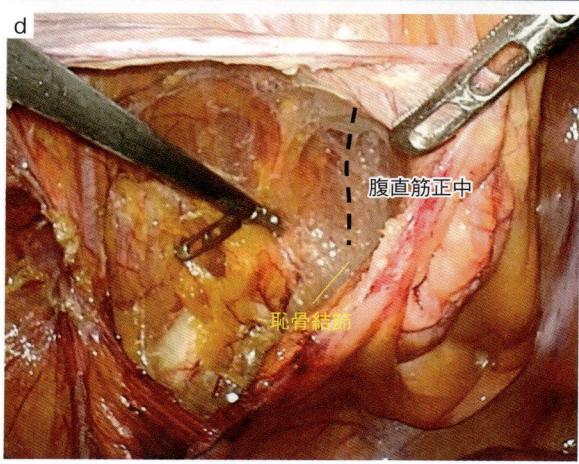

d：恥骨結節の対側と腹直筋の正中が露出するまでが剥離のゴールである

図4-8　左外鼠径ヘルニア：腹側の腹膜前腔剝離

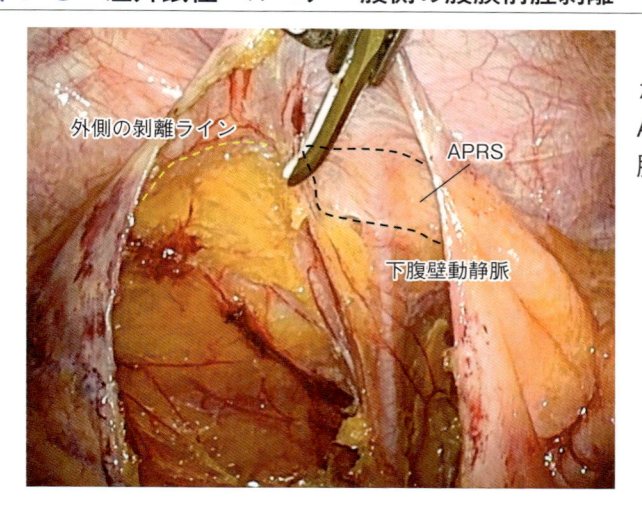

外側の剝離ライン

APRS

下腹壁動静脈

内側と外側の剝離層を連続させるように，あいだに介在する膜様組織（深葉）を切離していくとAPRS は温存される。黒点線で示した下腹壁動静脈を覆う線維組織が APRS である

　最後に，de novo 型に対する高位切開アプローチについて述べる。内鼠径ヘルニアの高位切開アプローチと手順は同じだが大きなヘルニア囊と精管，精巣動静脈の癒合があるため難易度はきわめて高い。背側の腹膜を手前に牽引しながら浅い層に乗り換える意識で剝離していく。ヘルニア囊がない部位から剝離していき，最後にヘルニア囊周囲を剝離するイメージである。下腹壁動静脈の内側では層を突破し，Retzius 腔の剝離もヘルニア囊の処理前に可能な範囲で行っておく。ヘルニア囊を腹腔内に還納しながら，ヘルニア囊に沿った鋭的剝離を行う（図4-9a）。ここでは電気メスを使用した剝離を推奨する。ヘルニア囊に沿って電気メスをあて，ヘルニア囊を牽引していくことでヘルニア囊が腹腔側に還納されていく。先進部は肥厚が強く，層の同定が困難な場合が多い。腹側からのアプローチに固執せず，背側に周り先に精管や精巣動静脈の剝離を行うことも有用である。上下，左右から挟み撃ちするように先進部に向かって剝離を進め，ヘルニア囊を完全に還納して剝離を終了する（図4-9b）。途中でヘルニア囊に孔があくことや，完全還納を断念してくり抜く場合もある（図4-9c）。これらの場合は，腹膜閉鎖時にヘルニア囊に生じた小孔を別に縫合閉鎖する（図4-9d）。S 状結腸に被覆された小孔を縫合するので，運針には技量を要する。S 状結腸の脂肪垂を用いて縫合する方法も有用である。腹側の剝離を行い，腹膜前腔剝離を終了する。

4　メッシュ留置

　メッシュはさまざまなメーカーのものを使用しているが，使い慣れたメッシュを使用されるといいだろう。ただ，技術認定ではタッキングも評価項目であるため，当科ではセルフグリッピングメッシュは使用していない。大きさも10cm×15cm に近いメッシュを使用している。

　まずは剝離した内側縁にメッシュを留置し，ヘルニア門を十分にメッシュが覆うようにする（図4-10a）。その後，外側端までメッシュが展開できていることを確認する（図4-10b）。メッシュがよれていたり，折り返ったりしている場合は剝離範囲が不十分である場合が多い。剝離を追加しメッシュがきれいに展開されるようにする。ただし，メッシュ留置後の剝離追加は技術認定では減点対象となる可能性があるため，剝離追加が不要となるよう剝離範囲を測定する際に十分剝離できていることを確認しておくことが重

図4-9　左外鼠径ヘルニア：de novo 型に対する高位切開アプローチ

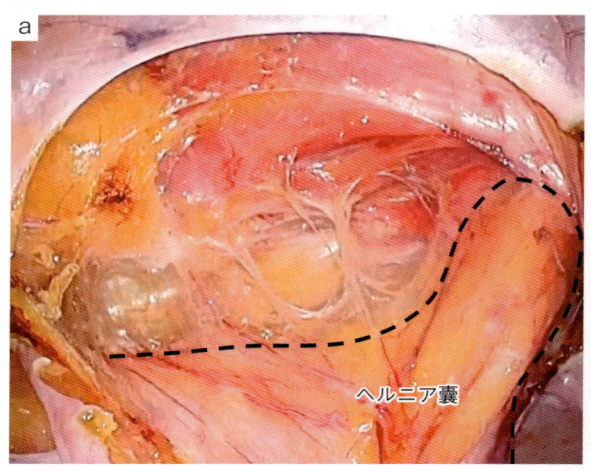

a：ヘルニア囊がない部位から剥離していき，最後にヘルニア囊周囲を剥離する。ヘルニア囊を腹腔内に還納しながら，ヘルニア囊に沿った剥離を行う

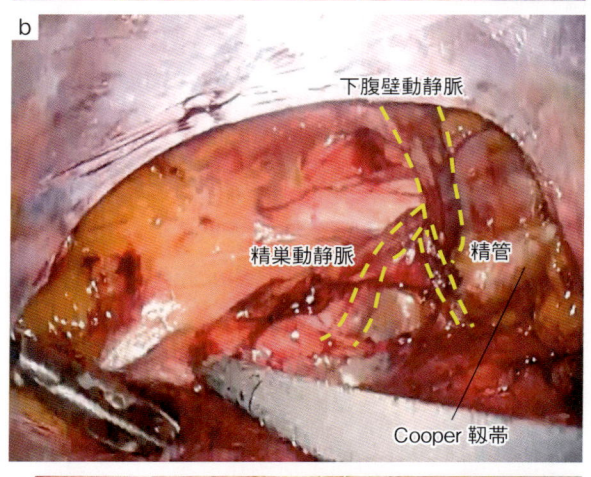

b：背側に周り先に精管や精巣動静脈の剥離も行う。上下，左右から挟み撃ちするようにヘルニア囊の先進部に向かって剥離を進め，ヘルニア囊を完全に還納して剥離を終了する

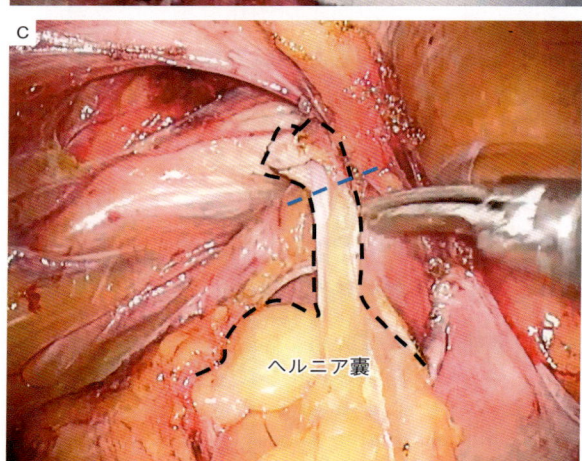

c：先進部への剥離途中でヘルニア囊に孔があくこともある。その場合や完全還納が困難な場合はヘルニア囊をくり抜く。図ではヘルニア囊腹側が切開されているため，青点線で示した部分を切開することでヘルニア囊がくり抜かれる。くり抜きで生じた腹膜欠損部は腹膜閉鎖時に縫合閉鎖する

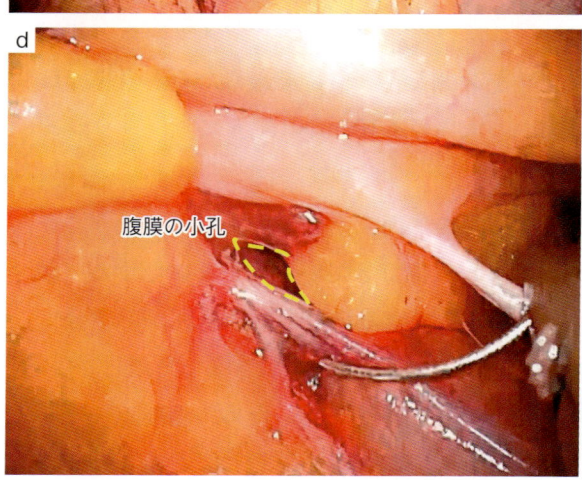

d：ヘルニア囊のくり抜きで生じた腹膜の小さい孔は，腹膜閉鎖時に別に縫合閉鎖する。S状結腸で小孔が被覆されているので，運針には技量を要する。S状結腸の脂肪垂を用いて縫合することもある

図4-10　メッシュ留置

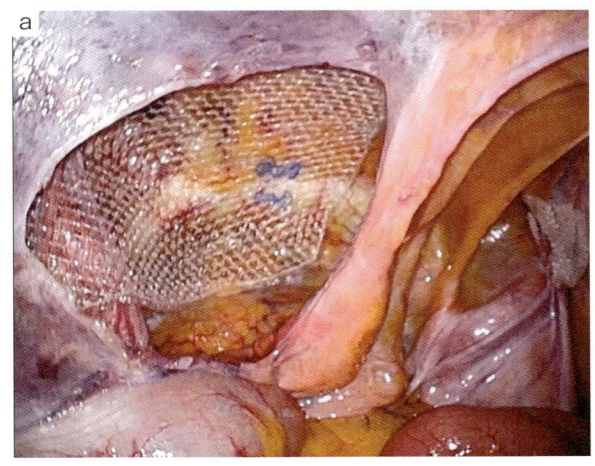

a：まず内側縁のメッシュ位置を決定する

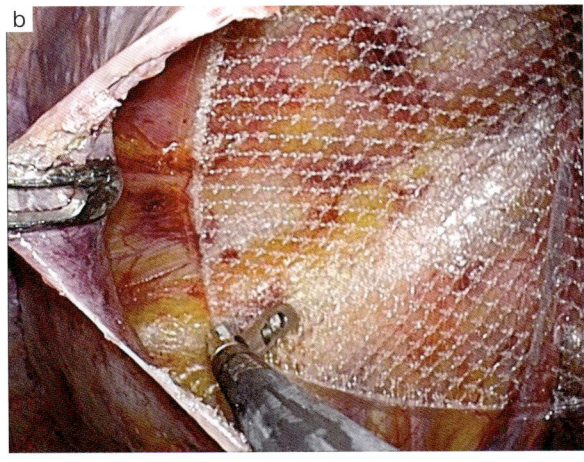

b：次いで，外側縁を確認しメッシュが折り返る
　ことなく展開できていることを確認する

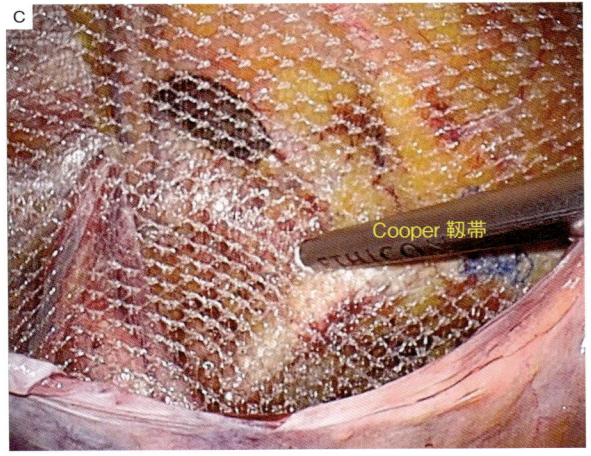

c：まず，Cooper 靱帯にタッカーを打つ

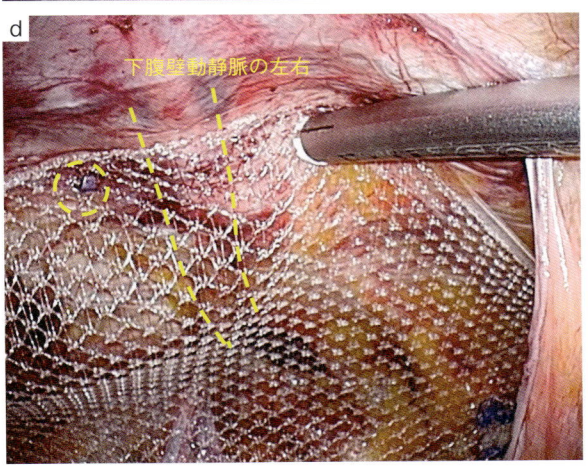

d：形状記憶型のメッシュでは下腹壁動静脈の左
　右にタッカーを打ち，合計3発としている

要である。

　タッキングの順番は外鼠径ヘルニアであっても，内鼠径ヘルニアであっても同じ順番で行うと定型化が進み手技が安定する。施設で順番が決まっていれば，その手順を踏襲して手技を安定させるべきである。個々で自由に決めている場合は，もっとも自身にあった手順を模索する必要がある。参考までに筆者の手順を記す。

　タッキングはヘルニア門近くの Cooper 靱帯から開始する。その次に，もっとも外側の横筋筋膜にタッキングすることでメッシュが２点で固定される。これによりタッキングでメッシュが腹側に移動したり，回転したりしてしまうことを予防できる。せっかく，いい位置にメッシュを留置できていても，タッキングでメッシュがずれてしまっている症例が散見されるので，タッキングの技術，メッシュを移動させない工夫は重要である。外側の横筋筋膜にタッキングする際の留意点は，IP tract より腹側にタッキングすることである。目安としてはタッキングの際に体表からカウンタートラクションをかけ，タッカーを触知できれば IP tract より腹側である。メッシュが固定されているので，あとは楽にタッキングできる。タッキングは必要最小限としている。下腹壁動静脈の左右，腹直筋外縁，恥骨の最内側に追加し合計６発である。下腹壁動静脈の左右が外側横筋筋膜や，腹直筋外縁に近接する症例もあり，その場合はタッキングを省略し合計５発以下となることもある。形状記憶型のメッシュであれば，Cooper 靱帯，下腹壁動静脈の左右の３発のみとしている（図4-10c，d）。

　タッキング終了後にメッシュが変形せずに展開できていることを，遠景の視野で確認する。これを怠ると減点対象である。

5　腹膜縫合閉鎖

　腹膜閉鎖方法についてコンセンサスは得られていないが[7]，当科では内側から外側への腹膜縫合を行っている。左側の場合は右側から左側に向かって運針していくことになる。内側から縫合を開始するのは，内側がもっとも縫合不良による腹膜裂隙を生じやすいからである。外側から縫合していくと，内側の視野が不良となるため，視野が保たれている，最初に縫合を開始することを推奨している。

　当科では腹膜の中央に３-０の編糸で支持糸をかけてから３-０のモノフィラメントで連続縫合している。３-０の編糸で腹膜欠損部の中央やや内側に支持糸をかける。支持糸をかけることで腹膜が寄るため連続縫合が容易となるが，もっとも緊張の強い部分を縫合することになるので，この支持糸のかけ方には個人での工夫がみられる。筆者は腹側に１針，背側に１針かけた後に，再度腹側に１針かけて結紮している。これにより摩擦が増すため，１結紮目が単結紮であっても寄せた腹膜が開くことはない（図4-11a〜d）。ただし，左側では背側腹膜にＳ状結腸の生理的癒着部があるため，Ｓ状結腸の重みで腹膜が背側に引っ張られて支持糸で腹膜を寄せるのが難しい場合がある。支持糸をかける前に鉗子で腹膜を寄せてみて緊張がどれくらいかを確認しておく。緊張が強い場合は，普段は18cm にしている糸の長さを24cm にする，腹側の腹膜を背側にもっていくような結紮にする（背側の腹膜から糸をかける）など工夫を行う。その後は，３-０モノフィラメントで内側から外側に連続縫合を行い，腹膜閉鎖を終了する（図4-12a，b）。

　縫合結紮，運針はドライボックスでの練習が必須である。腹膜縫合は TAPP の見せ

図4-11　左外鼠径ヘルニア：腹膜欠損部の中央にかける支持糸の運針

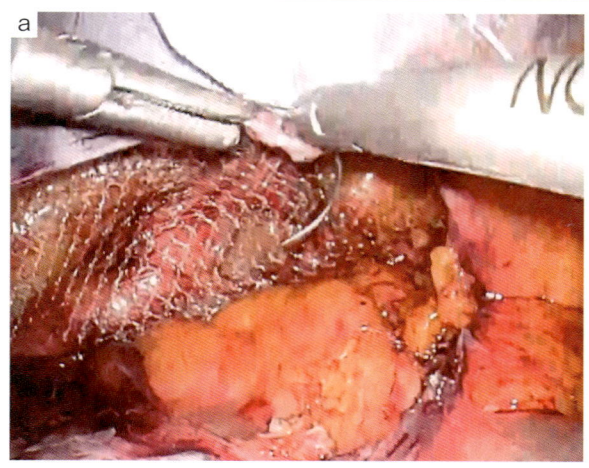

a：腹側の腹膜に1針目をかける

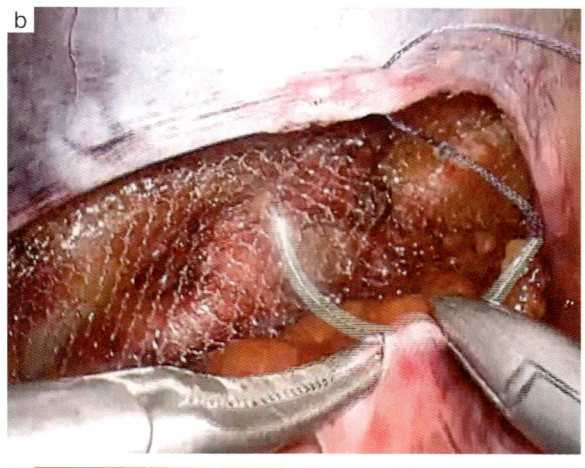

b：次いで，背側の腹膜に2針目をかける

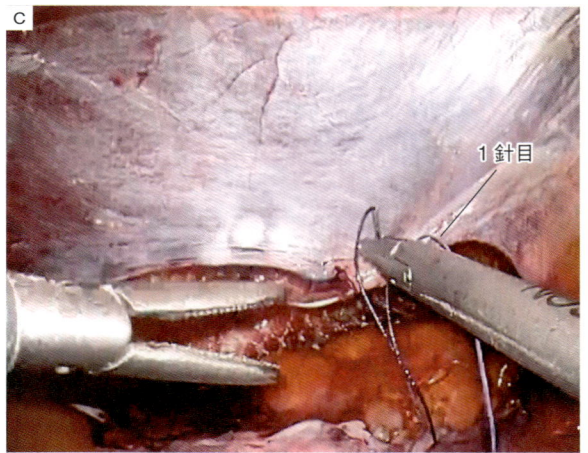

c：最初に腹側の腹膜にかけた1針目の隣に3針目をかける

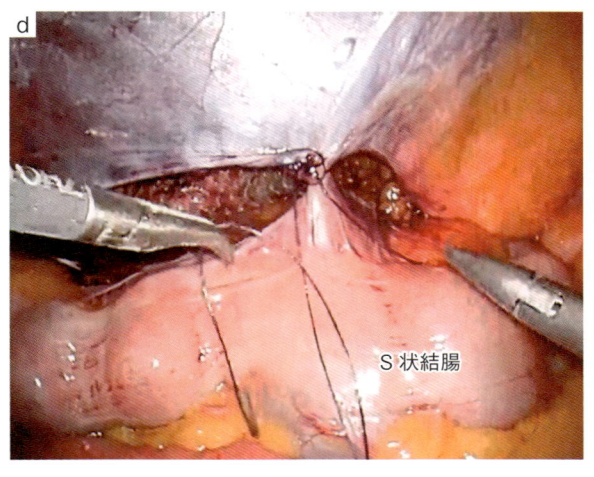

d：この運針だと摩擦が増すため，1結紮目が単結紮であっても結紮が緩むことはまずない。図は1結紮目の単結紮が終了し，2結紮目を行う場面である。S状結腸で背側腹膜が背側へ牽引されるが結紮は緩まない

図4-12　左外鼠径ヘルニア：腹膜縫合閉鎖

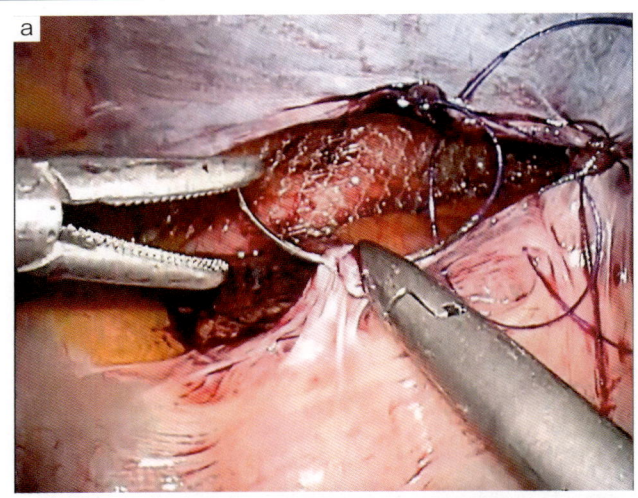

a：3-0モノフィラメントで内側から外側に
　　連続縫合を行う

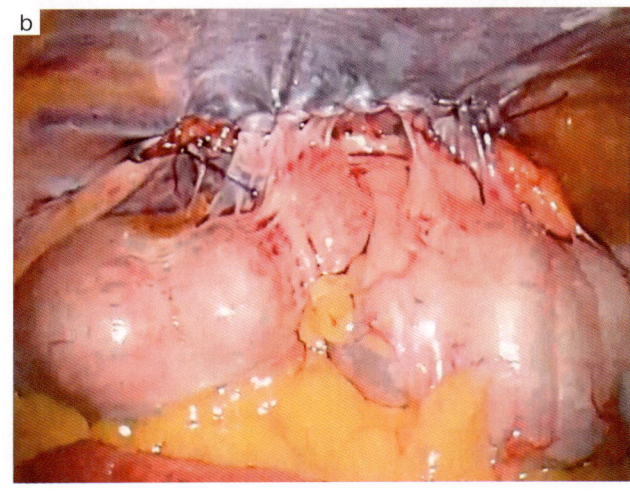

b：腹膜閉鎖終了。縫合部に裂隙や，腹膜に
　　小孔がないか確認する

　　場の1つであり，よどみなく運針して練習の成果を発揮し，減点を避け満点を狙う。腹
膜縫合の目安は10分であるが，運針，縫合，結紮の技術が安定していれば10分を超えて
も減点されている印象はない。あせらずに丁寧な腹膜縫合を心がける。時間を気にして，
ピッチが荒くなり腹膜閉鎖部に裂隙が生じていては元も子もない[8)9)]。

・内側臍ヒダのすぐ外側からアプローチする内側アプローチで行う。
・腹膜切開は基本的にヘルニア門の腹側で高位切開を行う。
・腹膜切開を内鼠径輪まで行うことで，pseudo sac の処理が良視野で行える。

1 解剖の確認

　精巣動静脈，精管，内側臍ヒダ，下腹壁動静脈を鉗子で指差し確認する（図4-13a）。内鼠径ヘルニアでは内側臍ヒダまでヘルニア門に嵌入している症例もあり，内側臍ヒダの同定が困難な場合がある（図4-13b）。このような症例では，正中臍ヒダを内側臍ヒダと誤認している場面もしばしば見受けるため，牽引して確認することをお勧めする。精管と交差しているか否かがメルクマールとなる。女性であれば子宮円靱帯と交差している。iliopubic tract（IP tract）も確認するようにしているが，肥満症例では透見できず確認できない場合もある。ヘルニア門の大きさを鉗子で測定し，JHS 分類でM1，M2，M3なのかを分類する[1]。ヘルニア嚢を腹腔内へ還納し，ヘルニア門の深さなども確認しておく。

図4-13 左内鼠径ヘルニア：解剖の確認

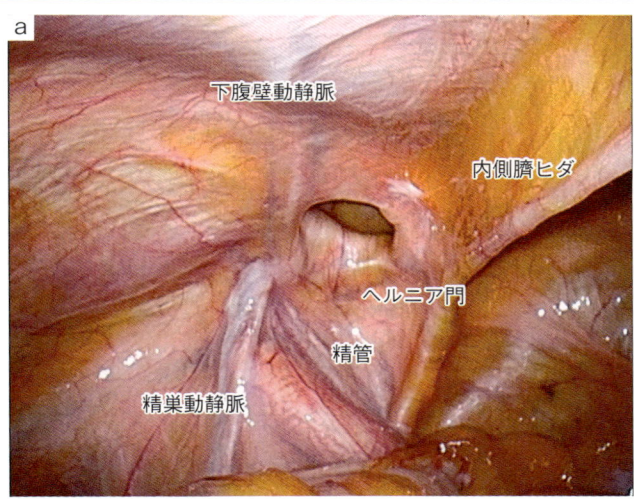

a：内側臍ヒダより外側にヘルニア門を認めるM2相当の内鼠径ヘルニア。精巣動静脈，精管，内側臍ヒダ，下腹壁動静脈が確認できる

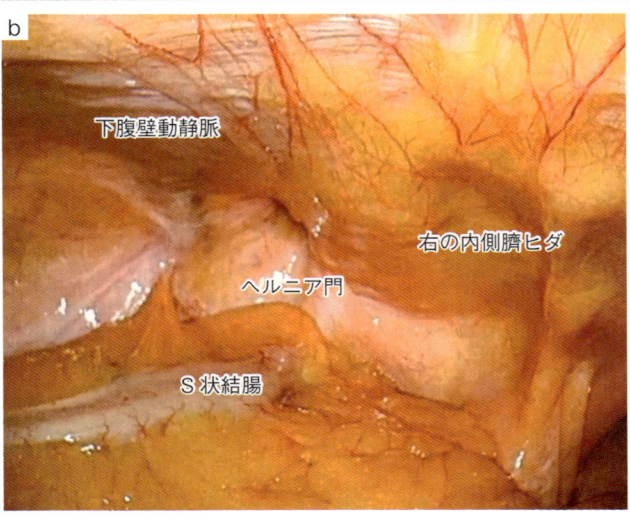

b：内側臍ヒダもヘルニア門に嵌入している内鼠径ヘルニア。右の内側臍ヒダは確認できるが，左の内側臍ヒダは一見確認できない

図4-14　左内鼠径ヘルニア：腹膜高位切開

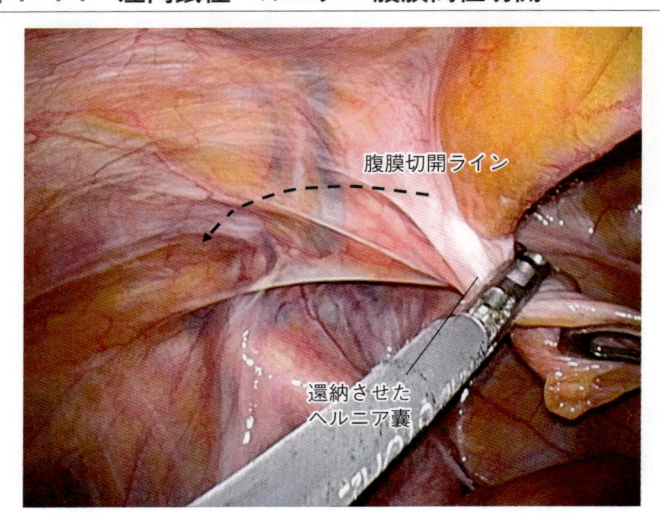

腹膜切開ライン（点線矢印）は内側臍ヒダの外側からヘルニア門の腹側を通り，内鼠径輪の外側までとしている。この切開ラインは外鼠径ヘルニアの腹膜環状切開の腹側と同様であり，手技を統一している

膀胱上窩ヘルニアの場合は，腹膜切開前だとヘルニア門を同定できない場合がある[10]。気腹により鼠径部が膨隆しているか，鼠径部を圧迫し腹膜前脂肪が嵌入していないかなどを確認する。当科では術前に腹臥位 CT を撮像しているため，術前に膀胱上窩ヘルニアが疑われていればヘルニア門を視認できない場合も腹膜切開へ移行している。

2 腹膜切開

　内側臍ヒダを牽引し，そのすぐ外側から腹膜切開を開始する内側アプローチを行う。ここで Retzius 腔への間隙（蜘蛛の巣状に見える腹膜前筋膜深葉）が確認できる場合が多いが，ヘルニア門が近接している場合は確認できない場合もあるため間隙を出すことに固執はしない。ヘルニア門が内側臍ヒダより外側にある場合はヘルニア門の腹側を通り，内鼠径輪の外側に向かって腹膜を切開していく（図4-14）。ヘルニア門が内側臍ヒダより内側にある場合も，内鼠径輪の外側に向かって腹膜を高位切開する。腹膜に付着してくる脂肪を腹壁側に落とすイメージで腹膜を切開していくと，深葉が温存されるため，下腹壁動静脈を損傷することはない。内側臍ヒダから，外鼠径輪まで腹膜を切開するのは，外鼠径ヘルニアの腹側の環状切開と同様であり手技が統一できるのが利点である。腹膜切離長がやや長いと感じるかもしれないが，後に良好な視野で腹膜前腔を剥離と pseudo sac の処理ができるのと，メッシュ留置が容易となる。

3 腹膜前腔剥離

1）外側剥離

　右手の鉗子の向きから，外側剥離から開始することが多い。左手の鉗子で腹膜切離縁の背側を手前方向に牽引することで，IP tract の背側が容易に剥離できる。ガーゼを用いた鈍的剥離をいきなり行うことは推奨していない。精巣動静脈と腹膜の癒合は強く，ここの部分の剥離は，ある程度鋭的に行っておかないとガーゼを用いた鈍的剥離では腹膜が裂けてしまうからである。腹膜を手前に牽引しながら腹膜前脂肪が薄いテカテカした膜（深葉と呼んでいる）で覆われている層を意識して剥離していく。この際の剥離は，右手の鉗子もしくはLCSでゆっくり鈍的に剥離し，突っ張るように残る線維や毛細血

図4-15 　左内鼠径ヘルニア：腹膜前腔剝離（1）

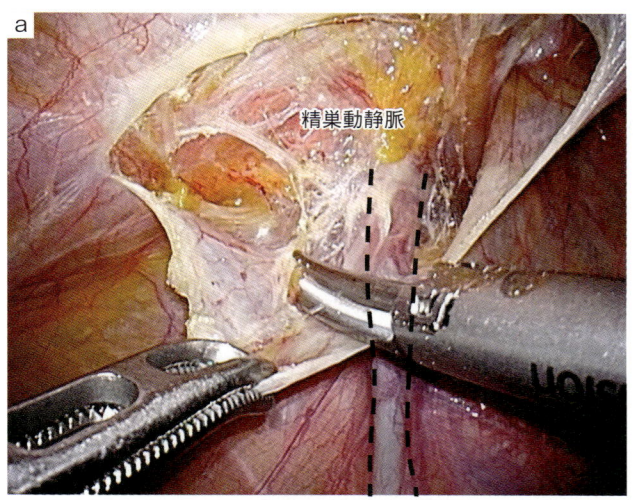

a：精巣動静脈の parietalization。図では点線で示した精巣動静脈が深葉で覆われた層で剝離できている。この層であれば，spermatic sheath はおのずと温存される

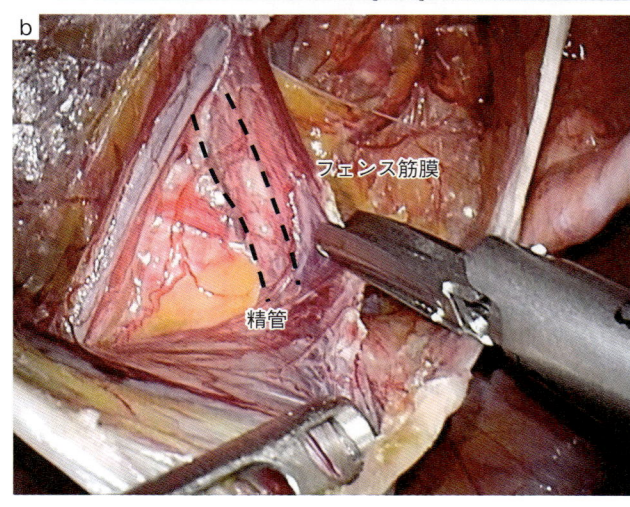

b：点線で示した精管に付着している比較的厚みのある膜様組織がフェンス筋膜である。鈍的剝離では，腹膜が裂けることがあるので鋭的に切離する

管を鋭的に切離していくようにする。

2）中央背側剝離

精巣動静脈周りが突っ張ってくるので周囲の線維組織を切離し，深葉を温存する層での剝離を心がける（図4-15a）。これにより，深葉より腹壁側にある spermatic sheath はおのずと温存される。このまま剝離を内側に進めていくと精管を確認できる。外鼠径ヘルニアと異なり，ヘルニア嚢との癒合がないため，精管の剝離は容易であることが多い。ここでも "ゆっくり" の鈍的剝離と鋭的剝離を繰り返す。精管周囲を走行する毛細血管は温存を心がける。内側臍ヒダを手前方向に牽引すると，精管と内側臍ヒダの間にフェンス筋膜と呼ばれる比較的厚みのある膜様組織を認識できる。フェンス筋膜は鈍的に剝離できないので，鋭的に切離する（図4-15b）。これにより精管と内側臍ヒダの交点まで剝離が可能となる。

内側臍ヒダを牽引した際，フェンス筋膜とは異なる薄い蜘蛛の巣状の膜様組織を下腹壁動静脈のすぐ内側に認める。これは温存した深葉が牽引されたものである。これを鋭的に切離し突破すると Retzius 腔に至る。ただしヘルニア門が下腹壁動静脈に近接していた場合は深葉の同定や，剝離層の同定が困難な場合がある。ここでは Retzius 腔の同定には執着せず，腹側剝離に移る。先に中央と外側の腹膜前腔剝離を行うことで腹膜の可動域が上がり，Retzius 腔の剝離や pseudo sac の剝離の視野が改善する。

3）中央腹側剝離

腹側の腹膜剝離は鉗子の可動域制限を受けるため，難所の1つとされる。腹側の腹膜を"ブランコのように"手前に牽引すると剝離層に炭酸ガスが入る（air dissectionと呼ばれる）（図4-16a）。air の入った線維組織を鋭的に切離し，下腹壁動静脈に薄い筋線維（attenuated posterior rectus sheath；APRS）を温存する（図4-16b）。そのまま外側に剝離を進めると，先に剝離しておいた外側背側の層との間に線維組織が突っ張っているのを確認できる。これも温存した深葉で，外側腹側では腹膜と癒合しているため，この深葉を突破し腹壁側に剝離層を乗り換える必要がある（図4-16c）。よく"500円玉くらいの範囲が癒合している"といわれており，この癒合部分を鋭的に切離すると鈍的剝離が可能となる。ここまで鋭的な剝離を進めておくと，この先はガーゼ剝離が効果的になる。

中央と外側の腹膜を左手の鉗子で手前に牽引し，ガーゼをもった右手は腹壁を押すイメージで協調運動を行うと剝離が進む。ここでも"ゆっくりと"大きなストロークでガーゼを押すことが肝要である。中央と外側の剝離を終了させておき，内側の剝離と pseudo sac の剝離へと移る。

4）Retzius 腔剝離と pseudo sac の処理

内側臍ヒダを牽引し，Retzius 腔へと至る深葉の間隙を確認できる範囲で切離してRetzius 腔を剝離し，可能であれば Cooper 靱帯を露出しておく。pseudo sac を同定するとヘルニア囊から鈍的に剝離していく。左側の場合は両手の鉗子を Retzius 腔へ挿入し，右手と左手を交互に入れ替えて，pseudo sac を腹壁側へ牽引するとスルスルとヘルニア囊から外れてヘルニア門が露出してくる（図4-17a）。途中で癒合が強い部位が現れるので，適宜 LCS で pseudo sac の境界に沿って鋭的に切離する。もっとも内側端で癒合が残存することが多く，また境界も不明瞭なことが多い。このような場合は，先に可能なかぎりヘルニア門より内側の Retzius 腔を剝離しておく。これにより残存した癒合が衝立状に残るので，少しずつ腹壁寄りで鋭的に切離していくと境界があらわになることが多い（図4-17b）。境界が不明瞭なままであっても，この方法で腹壁側を切離していけば層を大きく違えることはない。内側剝離は恥骨結節の対側まで行い，ヘルニア門から十分マージンをとる（図4-17c）。

鉗子の向きから剝離しやすい，外側背側→中央背側→中央腹側→外側腹側→Retzius 腔の順に述べた。しかしながら実臨床ではヘルニア門に腹膜が嵌入し，良視野が得られない場合もある。順番には固執せずにどこがもっとも視野の妨げになっているかを遠景で評価し，その部分の剝離を優先する必要がある。

剝離した範囲を鉗子で測定し，10cm×15cm のメッシュが貼付できるか確認する。

4　メッシュ留置

外鼠径ヘルニアと同様のため割愛する。

図4-16 左内鼠径ヘルニア：腹膜前腔剝離（2）

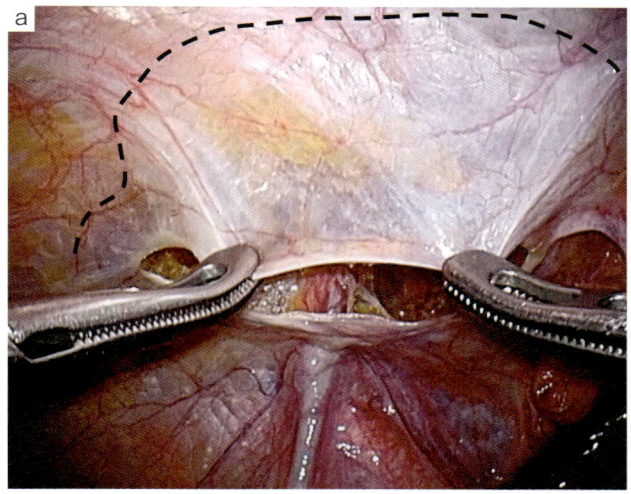

a：腹側の腹膜を"ブランコのように"手前に牽引すると剝離層に炭酸ガスが入る（air dissection）。点線で囲んだ部位まで炭酸ガスで剝離されている

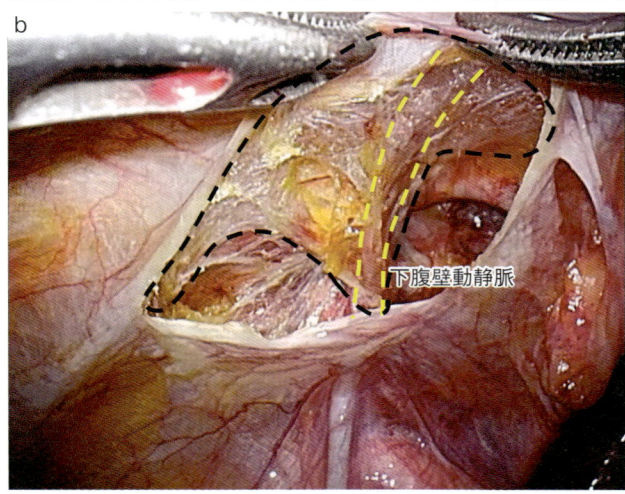

下腹壁動静脈

b：黄色点線で示した下腹壁動静脈を被覆する，黒点線で示した薄い膜様組織が APRS である

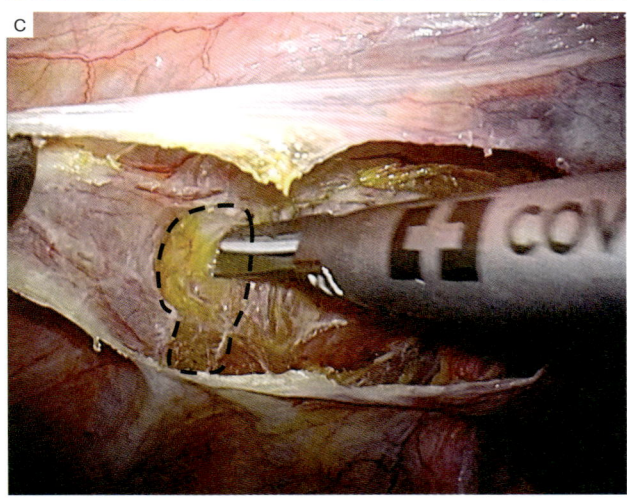

c：外側腹側で深葉を鋭的に突破する（黒点線で囲んだ部位は深葉が切離されている）

図4-17　左内鼠径ヘルニア：腹膜前腔剥離（3）

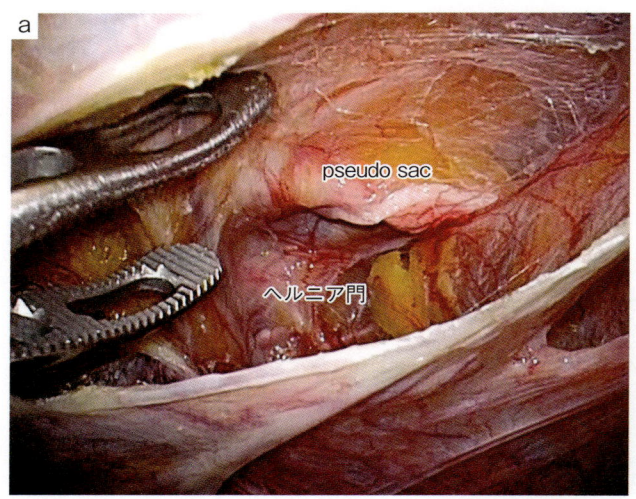

a：pseudo sac を腹壁側へ牽引するとスルスルとヘルニア嚢から外れてヘルニア門が露出してくる

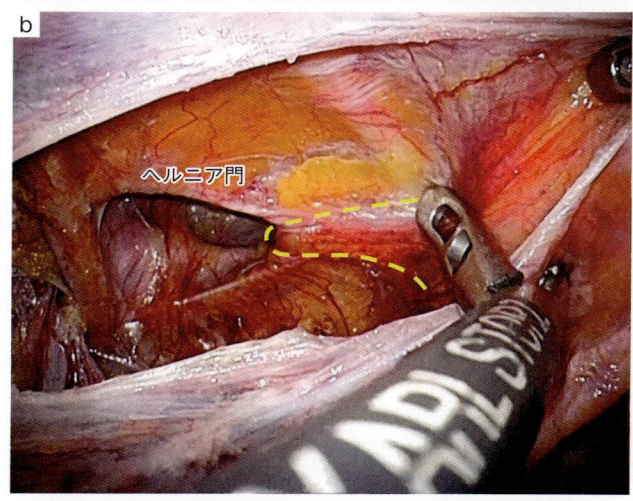

b：ヘルニア門の最内側で pseudo sac とヘルニア嚢の癒合が残存することが多い（黄色点線部分）。周囲を剥離し，最後に癒合を切離する

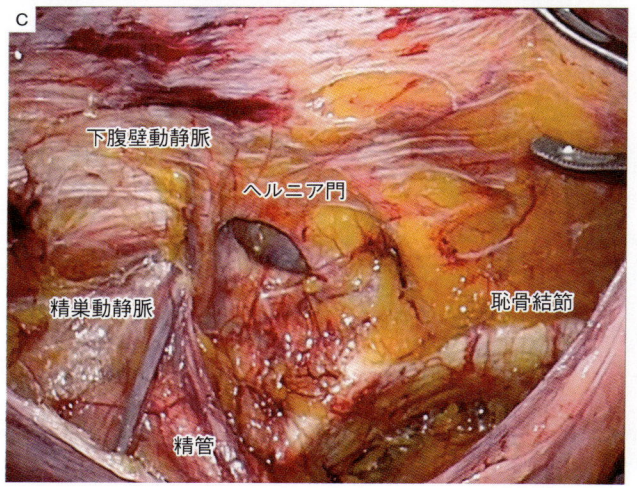

c：内側剥離終了。恥骨結節の対側まで剥離し，ヘルニア門から十分マージンをとる

図4-18 腹膜閉鎖

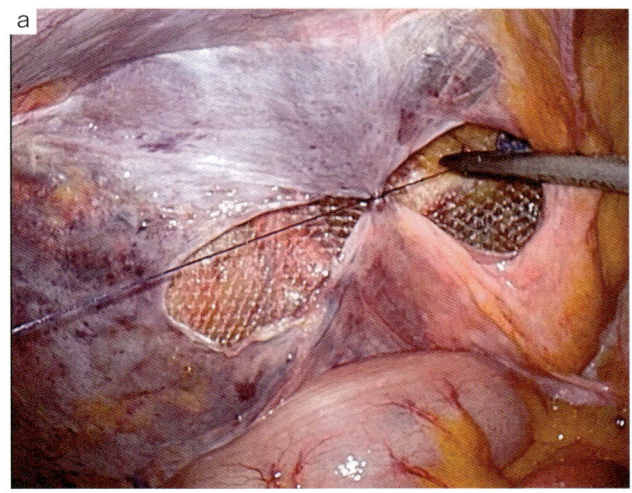

a：3-0の編糸で腹膜の中央に支持糸をかける。これにより腹膜が寄り，縫合が容易になる

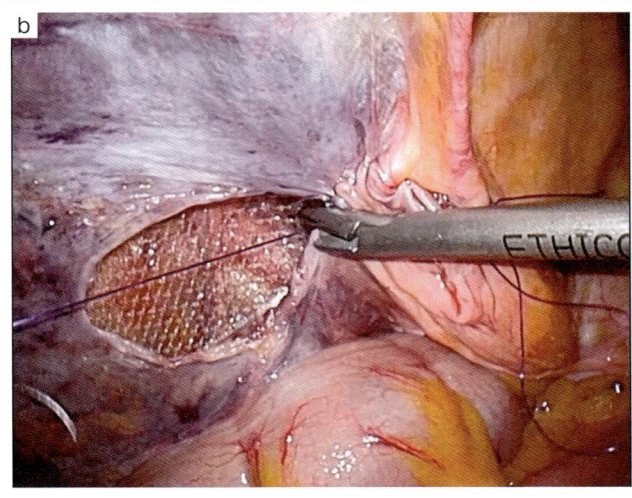

b：3-0のモノフィラメントで内側から外側に向かって連続縫合する。腹膜中央の支持糸までは糸を牽引せずに運針していき，支持糸を越えたところで糸を牽引する

5　腹膜縫合閉鎖

　内鼠径ヘルニアの場合は，腹膜が全温存されているため，外鼠径ヘルニアの腹膜環状切開時と比較し縫合に余裕があり，縫合長も短いことが多い。難易度は下がるが，外鼠径ヘルニア時と同様の方法で腹膜縫合を行うことで手技を定型化している。まず，腹膜中央に支持糸をかけることで，腹膜が寄るため連続縫合が容易となる（図4-18a）。基本的には腹膜中央の支持糸までは糸を牽引せずに運針していき，支持糸を越えたところで糸を牽引する（図4-18b）。これは支持糸のところで摩擦が生じるため，最後まで運針してから糸を牽引すると，支持糸のところで牽引できずに内側で腹膜裂隙を生じることがあるためである。支持糸を越えると，外側の腹膜縁まで連続で運針し糸を牽引する。もう1針，内側に戻って糸をかけロックをかけて腹膜閉鎖部が緩まないようにする。これにより，結紮時に腹膜閉鎖部が緩む心配なく結紮に集中できる。縫合ラインを確認し裂隙が生じていいないことを確認する。

おわりに

　当科で行っている左鼠径ヘルニアの TAPP 手技を解説した。右側と比較し難易度が高い印象があるが，環状切開できる症例は定型化した手技で対応可能である。大きな de novo 型は特殊症例なので無理せず，経験豊富な指導医に代わる，ないし指導してもらうべきである。鼠径部切開法に移行することも有用な手段で決して恥ではない。

　TAPP はゆっくり，丁寧に行うことが重要である。不要な出血などを避けることができ，症例を重ねれば**手数が減ってくるので，手術時間は自然と短縮される**。

文　献

1)　日本ヘルニア学会ガイドライン作成検討委員会編：鼠径部ヘルニア診療ガイドライン 2024，第 2 版，金原出版，東京，2024.

2)　早川哲史：de novo 型 I 型ヘルニアにおける TAPP 法．手術 70：1419～1428，2016.

3)　早川哲史：de novo 型 I 型ヘルニアの概念と分類．臨床外科 74：1288～1297，2019.

4)　Simons MP, Aufenacker T, Bay-Nielsen M, et al：European Hernia Society guidelines on the treatment of inguinal hernia in adult patients. Hernia 13：343～403, 2009.

5)　三好康敬，鈴江ひとみ，坂東儀昭：腹腔鏡下鼠径ヘルニア修復術（TAPP 法）における高難度症例に対する手技のコツ．臨床外科 64：1709～1715，2009.

6)　久下博之，横尾貴史，山岡健太郎，他：腹腔鏡下鼠径ヘルニア修復術（TAPP 法）総手術時間からみた高難度症例の検討．日鏡外会誌 22：487～493，2017.

7)　McKay R：Preperitoneal herniation and bowel obstruction post laparoscopic inguinal hernia repair：Case report and review of the literature. Hernia 12：535～537, 2008.

8)　三上和久，吉田浩之，田畑信輔：TAPP 術後早期に発症した腹膜縫合部離開による小腸嵌頓に対して腹腔鏡下手術を施行した 1 例．日鏡外会誌 22：647～651，2017.

9)　佐藤裕英，古屋大，太田信次，他：TAPP 術後の腹膜縫合部裂隙嵌頓の 1 例．日臨外会誌 79：938～942，2018.

10)　三好康敬：腹腔鏡下鼠径ヘルニア修復術（TAPP 法）の特徴．外科治療 99：288～292，2008.

（上 田　翔）

第 5 章
再発鼠径部ヘルニアに対する手術

POINT

- 最初に腹膜前腔でのメッシュの広がり，腹膜の可動性など鼠径部の観察を十分行う。

- 下腹壁動静脈，精管，精巣動静脈，膀胱，外腸骨静脈といった損傷に注意すべき構造物の位置を把握する。

- 腹膜フラップの作製が難しい場合は IPOM 変法での修復を行う。

- メッシュの腹腔内への露出を減らすため，作製できた腹膜フラップを可能なかぎりメッシュの上に被覆する。

▶動画
再発鼠径部ヘルニア
13分26秒

はじめに

　再発鼠径部ヘルニアの修復術は初発の鼠径部ヘルニアの修復方法によって再発形態がさまざまであり，定型化が難しく難易度が高い。日本ヘルニア学会『鼠径部ヘルニア診療ガイドライン』では「腹膜前修復法で治療されていない場合には腹腔鏡下ヘルニア修復術は手技に十分習熟した外科医が実施する場合において再発ヘルニアに適している」としている[1]。たとえ初回手術が前方到達法であったとしても腹膜前腔にメッシュが留置される術式もあり，その場合前方到達法でも腹腔鏡下いずれのアプローチでも手術の難易度は高くなる。再発ヘルニアに対する手術アプローチについてのメタ解析では再々発率は前方到達法と腹腔鏡下とで同等で，腹腔鏡下のほうが術後創感染が少なく日常生活への復帰が早かったとしている[2]。

　当科では再発鼠径部ヘルニアに対し，腹腔鏡下での修復を第一選択としている。腹腔鏡下アプローチの最大の利点としては再発形式を直視下に認識できることであり，確実な修復が可能となると考えている。腹膜フラップが作製できる症例では transabdominal preperitoneal repair（TAPP）法での修復を行うが，TAPP が困難と判断した際には，腹壁瘢痕ヘルニアに対する intraperitoneal onlay mesh（IPOM）法で用いられる癒着防止フィルム付きメッシュを使用した IPOM 変法での修復を行っている。IPOM 変法を選択肢にもつことで，腹膜フラップの作製が困難な状況でも腹腔鏡下に手術を完遂させることができる。この IPOM 変法は前立腺全摘術後の鼠径部ヘルニアに対する腹腔鏡下手術として報告されている[3]。

手術手技

　PHS 法による右内鼠径部ヘルニア修復後の右大腿ヘルニアでの再発に対する IPOM 変法の手術手技を紹介する。

1　準　備

　初発の鼠径部ヘルニアに対する術式の把握，CT で鼠径部ヘルニアの再発形式，膀胱の脱出の有無について評価しておく。患者へも腹腔鏡下での修復が困難な場合，前方到達法へアプローチを切り替える可能性があることも説明しておく。

　初発の鼠径部ヘルニア症例に比べ腹膜剝離の難易度が上がるため，通常の TAPP で用いる超音波凝固切開装置（LCS）に加えて腹腔鏡用電気メス鉗子（スパチュラ型）も用意する。また，不意の出血に備えてソフト凝固デバイスも適宜用意しておく。

　メッシュは TAPP で用いる腹膜前腔に留置する通常のメッシュに加え，IPOM 法で用いる癒着防止フィルム付きメッシュを準備する。バード®ベントラライト® ST（BD）であれば，10.2cm×15.2cm のものを用いるが形状が楕円形であるため，L 型症例で外側の被覆範囲を広くとるときには，長方形の形をしたシンボテックス™ コンポジットメッシュ（Medtronic）の角型10cm×15cm をトリミングして用いたほうがよい。タッカーはメッシュオンメッシュとなったときでも確実な固定を行うため非吸収性タッカーを用いることが多い。

ポート配置は通常の TAPP 法と同様である。1 st ポートは臍部に留置するが，癒着に留置しながら open 法にて慎重に行う。腹膜剥離を開始する前に鼠径部の観察を入念に行う。具体的には，メッシュがどのように留置されているか，再発ヘルニアはどこに認めるか，可動性のある腹膜はどこかといったことを観察する。また，下腹壁動静脈，精管，精巣動静脈，膀胱，外腸骨静脈といった損傷に注意すべき構造物の位置関係，周囲の腹膜の可動性についても評価しておく。本症例では PHS の inlay メッシュが内側腹側のみに広がっており，同部位の腹膜フラップの確保は難しく，腹膜閉鎖は難しいことが予想された（図5-1）。

図5-1　右内鼠径部ヘルニア術後の右大腿ヘルニア再発

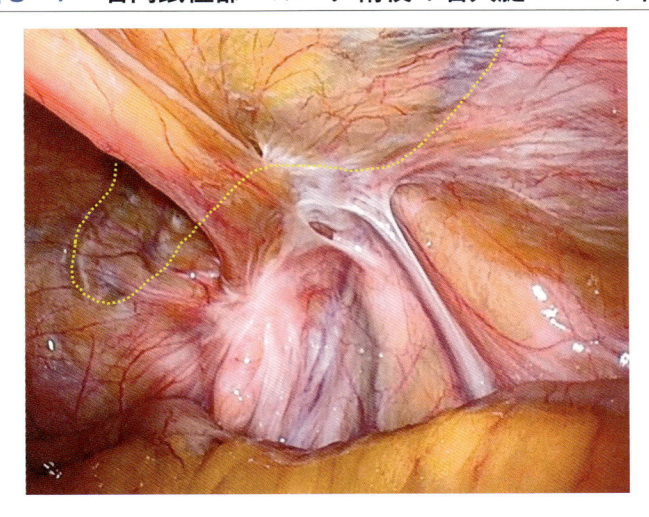

PHS の inlay メッシュが腹側に留置されており（点線），大腿ヘルニアの存在は CT で確認できている

3　腹膜剥離

本症例では外側背側にはメッシュが留置されておらず，腹膜の可動性も良好であったため外側から腹膜切開を開始した。inlay メッシュが下腹壁動静脈の腹側に留置されており，下腹壁動静脈への損傷に留意しながら腹膜1枚のみを切開し，内側方向へ腹膜切開を延長した（図5-2）。

図5-2　inlay メッシュの背側外側からの腹膜横切開

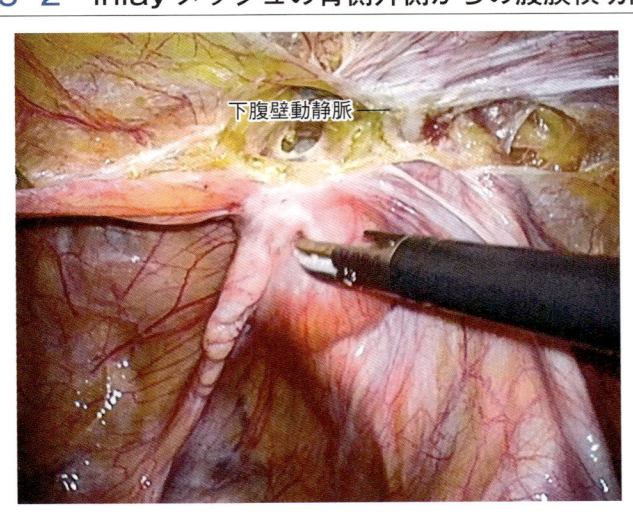

下腹壁動静脈

4 外側背側剝離

外側背側領域は初回手術時に剝離が及んでおらず，同部位の剝離を先に行った（図5-3）。外腸骨静脈は精管の背側やや外側に走行しており，ここにメッシュが留置されている場合，あるいは強固な癒着を認める場合，IPOM 変法においては同部位の腹膜剝離は必須でないため無理な剝離は行わない。

図5-3　外側背側腹膜の剝離

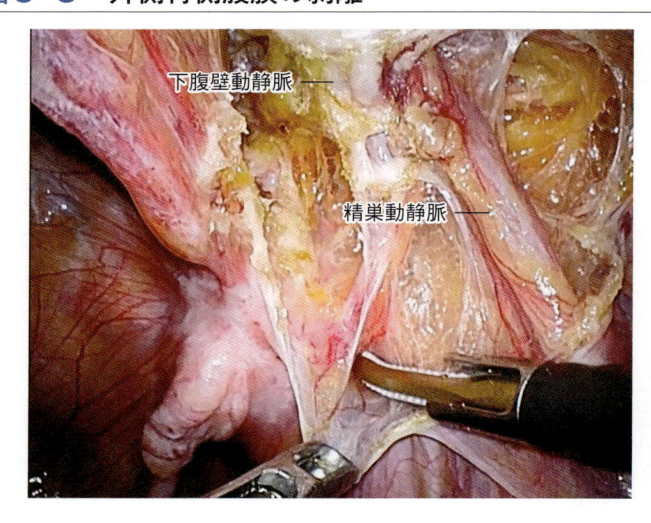

瘢痕化は認めず，剝離は容易に可能であった

5 メッシュ周囲の剝離

腹膜越しにメッシュが透見できるところでの腹膜フラップの確保は難しい。一方で剝離を進めていくにあたってメッシュをメルクマルに行うことは有用で，その場合は十分なテンションのもと電気メスをメッシュに当てながら剝離を進めていくと組織損傷のリスクが少なく剝離が行える（図5-4）。本症例ではヘルニア門頭側に留置されているメッシュに沿って剝離を進め，ヘルニア門の内側の受けを作った。

図5-4　メッシュからの剝離

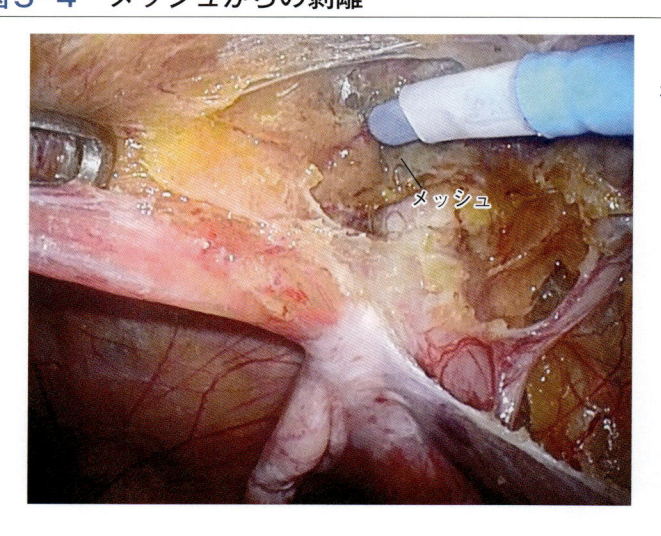

メッシュに電気メスを当てるようにして剝離をすると安全に剝離可能である

6 ヘルニア門の剝離

　再発鼠径部ヘルニアではヘルニア門が瘢痕化していることにより脱出する組織の還納が容易でないことも多い。脱出する組織を認める場合，ヘルニア門周囲の剝離を可能なかぎり行いつつ体外からの圧迫も併施してヘルニア sac の還納を試みる（**図5-5**）。膀胱が脱出している場合，尿道カテーテルへ生理食塩液を注入して膀胱の輪郭を確認することも有用である[4]。IPOM 変法を行う場合でもメッシュの安定した固定を行うために myopectineal orifice（MPO）の範囲は可及的に腹膜剝離を行う（**図5-6**）。

図5-5　大腿ヘルニアの還納

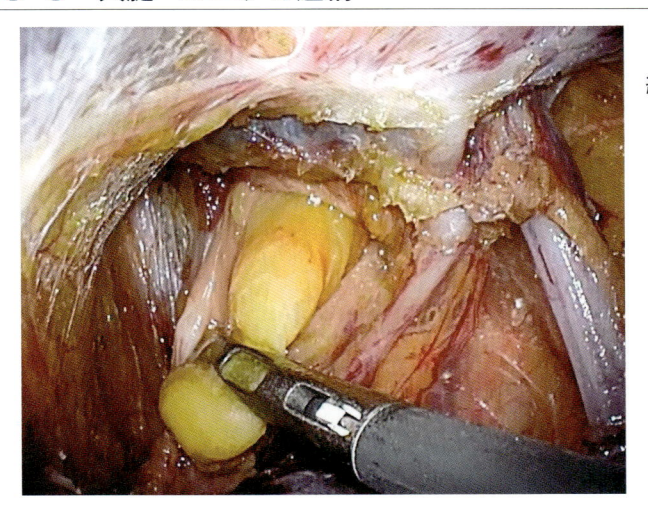

ヘルニア門の周囲の剝離を先に行ってから還納した

図5-6　腹膜剝離終了図

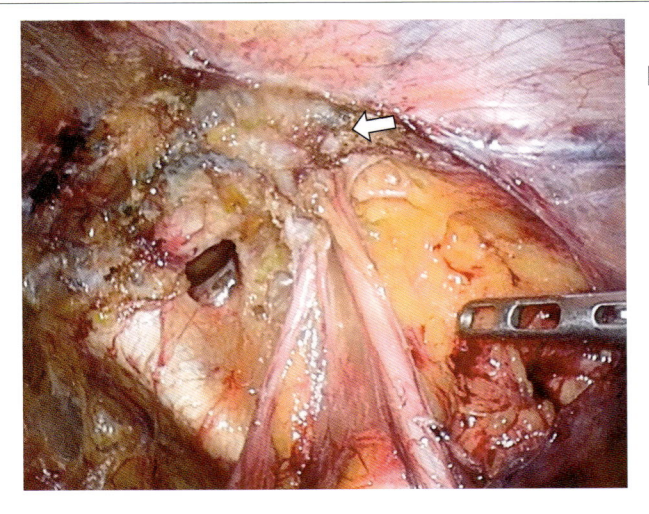

腹側のメッシュと腹膜が付着している部位（矢印）では腹膜フラップの作製は困難であった

7 メッシュ留置

　準備の項に記載した癒着防止フィルム付きメッシュを使用する。本症例ではバード®ベントラライト® ST（10.2cm×15.2cm）を使用し，癒着防止フィルム側を認識するため皮膚ペンでマーキングして，腹腔内へ向くように留置する。通常の TAPP 法と同様に下腹壁動静脈の左右，Cooper 靱帯，腹直筋背側，メッシュ外側腹側縁にタッキングする。

8 腹膜縫合閉鎖

　メッシュの腹腔内への露出を減らし，腹膜フラップとメッシュとの間隙に腸管が入り込む内ヘルニアを防ぐべく，作製できた腹膜フラップを可能なかぎりメッシュの上に被覆する。

　腹側は縫合での閉鎖が手技的に難しいことが多く，腹膜の上から留置したメッシュにタッキングする。背側は Barbed suture を用い腹膜でメッシュの表面を覆うように連続縫合で閉鎖していく（図5-7）。外側背側の縫合でメッシュに運針する際には神経損傷を避けるべく，trapezoid of disaster に位置する iliopubic tract（IP tract）背側の腹壁に針糸をかけないよう留意する。外側背側の腹膜剝離が不十分であるとここでメッシュが腹膜に引っ張られて浮き上がるため，事前に十分な外側背側の腹膜剝離を行う必要がある。腹膜とメッシュとの間隙を追加縫合で閉鎖して腹膜縫合を終える（図5-8）。

図5-7　メッシュと腹膜との縫合固定

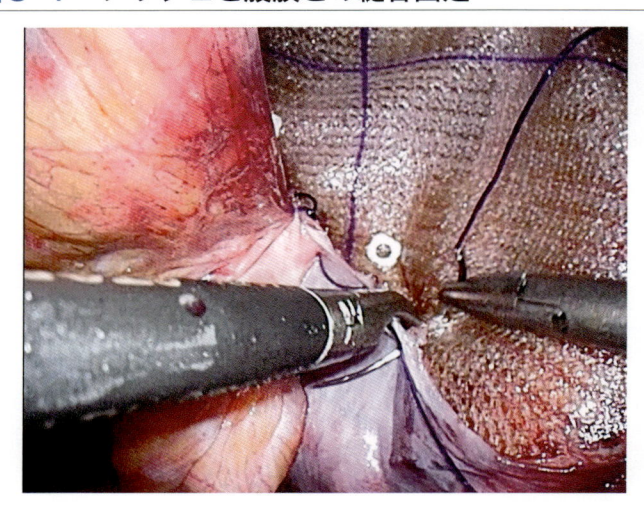

縫合閉鎖の間隙からの内ヘルニアを起こさないように閉鎖していく

図5-8　手術終了図

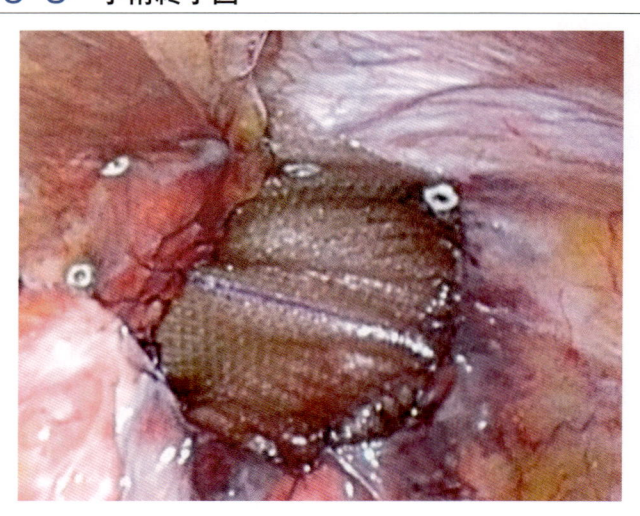

腹膜フラップとメッシュとをタッカーと縫合糸で固定し腹膜とメッシュとの間隙をなくし，メッシュの腹腔内への露出を最小限にする。タッキングの際には膀胱や下腹壁動静脈の損傷がないよう留意する

9 成　績

　2015年1月〜2023年5月までに再発鼠径部ヘルニアに対して27例に TAPP 法での修復を行った。初発鼠径部ヘルニアに対する術式はさまざまであったが，腹膜前腔に操作が及ぶ PHS 法，Mesh Plug 法，Kugel 法では IPOM 変法で修復されることが多かった（表5-1）。合併症は TAPP 法で行った18例のうち2例で腸閉塞とメッシュ感染をきたしたが，再々発は認めなかった（表5-2）。

表5-1　初回術式と再発形式との関係

初回術式	再発形式				再発術式	
	Lateral	Medial	Femoral	Mixed	TAPP 法	IPOM 変法
初回術式 TAPP 法		2			2	
従来法	5	1		2	7	1
Lichtenstein 法	1				1	0
Mesh Plug 法	3	6			7	2
PHS 法	1		2		0	3
Kugel 法		1				1
不明		3			1	2
合計	10	13	2	2	18	9

表5-2　再発鼠径部ヘルニアに対する腹腔鏡下手術の治療成績

再発術式	手術時間 分（range）	合併症	再々発
TAPP 法（n=18）	106（73〜217）	2（11.1%）	0
IPOM 変法（n=9）	132（86〜163）	0（0.0%）	0
p 値	0.328	0.538	

おわりに

　再発鼠径部ヘルニアに対する腹腔鏡下での修復術は再発形式の詳細な観察と繊細な剝離操作が可能であり，腹腔鏡下の鼠径部ヘルニア修復術に精通した施設であれば有用なアプローチと思われる。腹膜フラップの作製が困難なときに IPOM 変法を行う選択肢をもつことで，初回手術で腹膜前腔に操作が及んでいる症例でも腹腔鏡下の修復術を完遂できる可能性が高まる。

文　献

1)　日本ヘルニア学会ガイドライン委員会編：鼠径部ヘルニア診療ガイドライン2015，金原出版，東京，2015，pp66〜67.

2)　Li J, Ji Z, Li Y：Comparison of laparoscopic versus open procedure in the treatment of recurrent inguinal hernia：A meta-analysis of the results. Am J Surg 207：602〜612, 2014.

3)　Ohuchi M, Inaki N, Nagakari K, et al：Surgical procedures and results of modified intraperitoneal onlay mesh repair for inguinal hernia after radical prostatectomy. J Laparoendosc Adv Surg Tech A 30：1189〜1193, 2020.

4)　松村勝，児玉麻亜子，下河辺久陽，他：膀胱ヘルニアに対する治療. 臨床外科 74：1362〜1366, 2019.

（篠原健太郎）

第6章
ロボット支援下鼠径ヘルニア修復術（RTAPP）

POINT

- RTAPP は2024年現在，保険未収載の術式であるため導入施設が限られている。

- LTAPP と同等以上の精密で繊細な手術が可能であるが，手術成績には差を認めず，手術時間が長く，コストがかかる。

- 多関節鉗子による操作性の向上，LTAPP と比較しラーニングカーブが短く，肥満，再発，前立腺全摘後などの高難度症例に有用との報告がある。

▶動画
RTAPP
11分25秒

はじめに

　本項では，当科で行っているロボット支援下鼠径ヘルニア修復術（robotic-transabdominal preperitoneal inguinal hernia repair；RTAPP）について述べる。RTAPP は 2007年頃から海外で報告され[1]，とくに米国で一般的な術式となっている。これに伴い本邦でも保険適用が検討されているが，2024年の診療報酬改定では未適用である。その理由は，腹腔鏡下鼠径ヘルニア修復術（LTAPP）との比較で，術後成績に有意差がない一方，手術時間が長くコストが高い点があげられる[2]。コストはロボットの進化にも依存するが，手術成績と時間の改善は定型化により期待できる。また，多関節鉗子による操作性の向上や，LTAPP と比較しラーニングカーブが短く，肥満，再発，前立腺全摘後などの高難度症例に有用な可能性など[3][4]，RTAPP には独自の魅力と未来があると考えている。本邦では消化器癌に対するロボット手術の増加に伴い，ロボットを導入する施設も増加している。今後，保険適用が拡大することが予想され，RTAPP も保険適用となる可能性が期待できる。

　当科では2018年より自費診療で RTAPP を導入し，2024年8月までに71例を実施している（**表6-1**）。導入の安全性，手術準備，手技について詳しく解説する。本項が RTAPP の手術成績向上と手術時間短縮に貢献できれば幸いである。

表6-1　当科における RTAPP 短期成績（n＝71）

年齢*	70歳（45〜88）	手術時間*	141分（74〜242）
性別（男/女）	67人/4人	片側*	106分（71〜151）
両側	39人（55%）	両側*	164分（121〜272）
片側（右/左）	32人（45%）	コンソール時間*	104分（48〜216）
ヘルニア分類：L型	64病変	片側*	73分（48〜108）
ヘルニア分類：M型	36病変	両側*	125分（80〜216）
ヘルニア分類：併存，ほか	10病変	合併症	漿液腫3人，SSI** 1人
		再発	1人

* 　中央値（範囲）
** SSI：surgical site infection

安全性の確保

　2024年の診療報酬改定では，RTAPP は保険収載に至らなかった。現状で RTAPP を導入する際には自費診療となるため，安全性の確保は最重要課題である。まず，日本ヘルニア学会（JHS）からの提言を厳守する必要がある。**表6-2**[5]に提言を抜粋する。

　当科の場合は，上記を満たしたうえで独自のプロトコールを作成し，遵守してきた。各施設や外科医の習熟度に応じたプロトコールを作成することで，安全で患者負担の少ない RTAPP の導入が可能となる。手術時間の短縮は RTAPP の課題であり，手術成績にも影響するため，当科では LTAPP の手術時間を検討し，以下の RTAPP プロトコールを作成した（**図6-1**）。

表6-2　日本ヘルニア学会（JHS）からの提言（2022年6月改定）

術者条件
1）術者および助手は製造販売業者および販売会社主導のトレーニングコースを受講し内視鏡手術支援ロボット使用に関する certification を取得していること
2）術者は消化器外科学会専門医を取得していること
3）術者は日本内視鏡外科学会が統括する技術認定取得医であること
4）術者および助手は鼠径部切開法そして腹腔鏡下手術法とくに TAPP 法について，知識と経験が必要である。学術集会参加や JHS 教育セミナー受講などにより，幅広い鼠径部ヘルニアの知識と技術を習得することが望まれる

施設条件
1）第1例目施行以前に，術者・助手・手術室看護師を含めた医療チームとして，十分な手術の臨床見学を行うこと
2）当初は，同手術の経験豊富な指導者を招聘しその指導下に行うこと

手術条件
1）本手術は臨床研究段階であり，実施に当たっては患者および関係者にその利点および起こりうる偶発症・合併症さらに負担金などについて具体的に説明し，十分な理解の上で同意を得ること
2）上記条件を満たしたうえで，各診療科依存型ではなく，各施設全体としての独自の導入ガイドラインを作成し，各施設の倫理委員会（あるいは臨床研究審査委員会）の承認を得たうえで，安全な手術に努めなければならない

〔日本ヘルニア学会　https://jhs.gr.jp/robot_support.html　より引用〕

図6-1　RTAPP のタイムスケジュールと制限時間

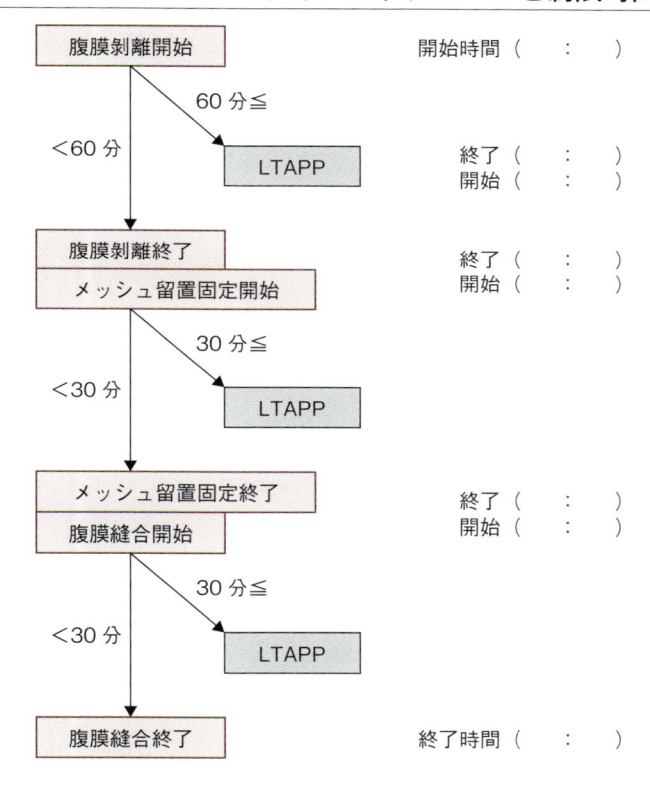

1．腹膜剝離：60分

2．メッシュ留置固定：30分

3．腹膜縫合：30分

　これらの時間を超えた場合は LTAPP に切り替える。これまでのところ，術中にトラブルとなった症例は認めず，このプロトコールの有用性はこれまでにも報告してきた[6)7)]。

　当科では Da Vinci Surgical System（Da Vinci Xi：インテュイティブサージカル社）を用いてRTAPPを行っている。手術準備としてDa Vinci Xiのセッティングまでを示す。

　（1）　体位はLTAPPと同様に仰臥位で両手を身体側にする。尿道カテーテルの留置は必須ではないが，当科では視野確保のため可能なかぎり留置している。術中はDa Vinci Xiのアームが患者の顔面付近を通過するため，顔面の損傷を予防する必要がある。当科ではアームとの干渉を回避するため離被架は可能なかぎり頭側に配置し，顔面保護用に作製したスポンジを装着し顔面損傷を予防している（図6-2）。

　（2）　正中のポートは，臍上の上腹部中央からopen法で挿入し，10mmHgで気腹する。左右のポートは肋弓の2横指尾側の高さでsemilunar line（半月線）から挿入する（図6-3）。ポートはいずれもDa Vinci インストゥルメントカニューラ8mmを用い，正中はHasson cone 8mmを使用する。ロボット支援下手術は，ポート近くの操作性が難しいため，臍の高さよりも上腹部でのポート挿入のほうが操作性はよい。

　（3）　Trendelenburg位（頭低位30°）とし，Da Vinci Xiは患者右側よりロールインする。アームは3本しか使用しないため，4番アームは畳んでおく（図6-4）。

　（4）　30°斜視鏡を挿入し，片側の場合はヘルニア門を，両側の場合はヘルニア門の中間をターゲッティングする（図6-5a）。右手はMaryland bipolar forceps，左手はCadiere forcepsを装着し準備が完了する（図6-5b）。

図6-2　顔面損傷保護のスポンジ

　離被架は可能なかぎり頭側かつスポンジに接するように配置し，da Vinciアームへの干渉を最小限にしている。またこの離被架もda Vinciアームによる顔面損傷を予防してくれる

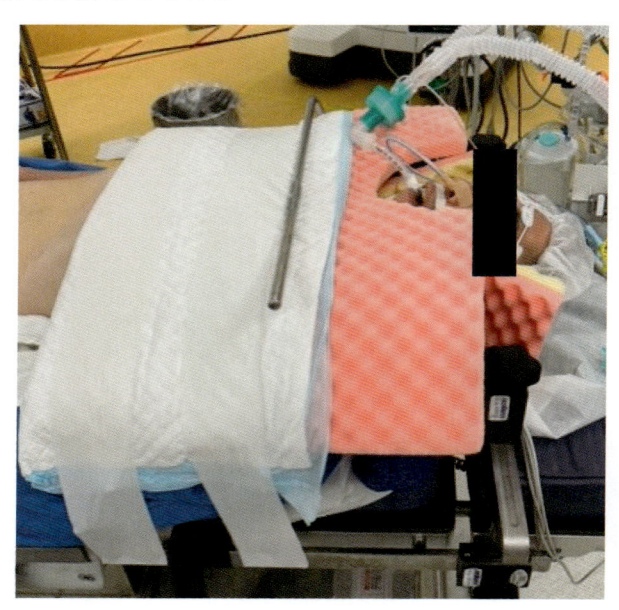

図6-3　ポート挿入位置

　まず，臍上正中に8mmポートを挿入する。左右のポートは肋弓の2横指尾側の高さでsemilunar line（半月線）から挿入する

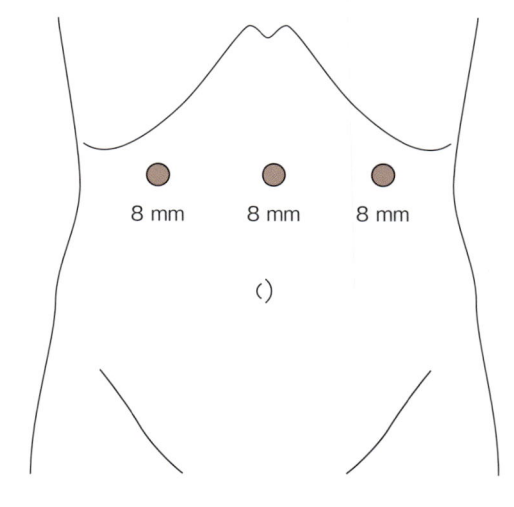

図6-4　Da Vinci Xi のドッキング

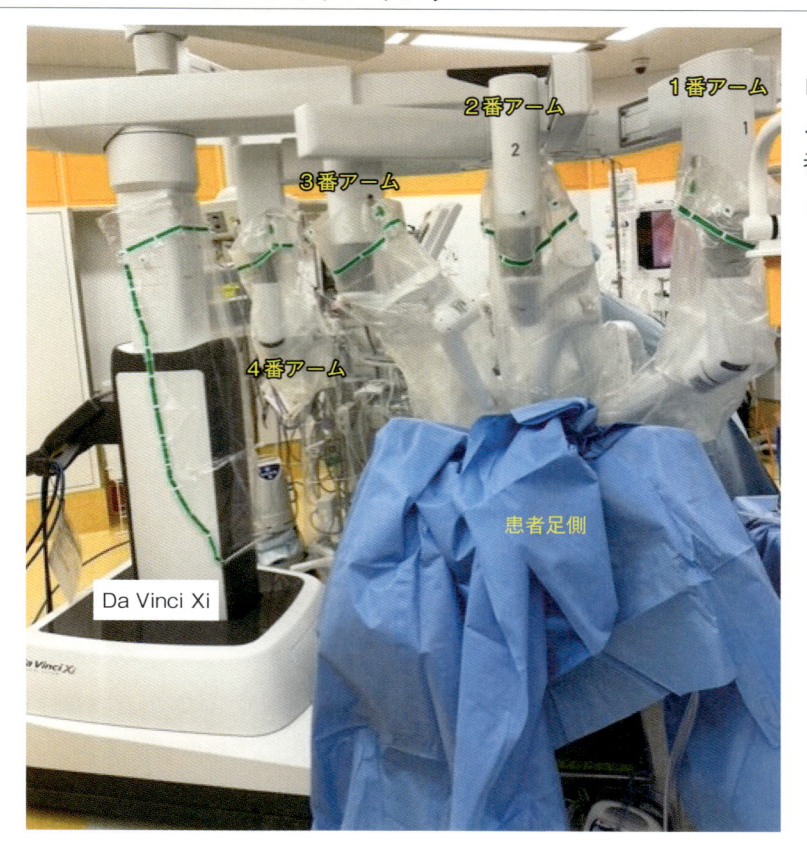

患者の右側から Da Vinci Xi をロールインする。1 番から 3 番アームをドッキングし，使用しない 4 番アームは畳んで患者から離れたところに配置しておく

図6-5　ターゲッティングとインストゥルメント装着

a：片側の場合はヘルニア門を，両側の場合はヘルニア門の中間をターゲッティングする
b：右手は Maryland bipolar forceps，左手は Cadiere forceps を装着する

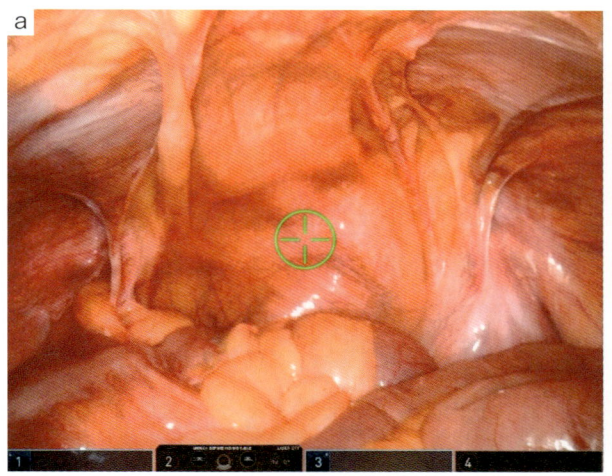
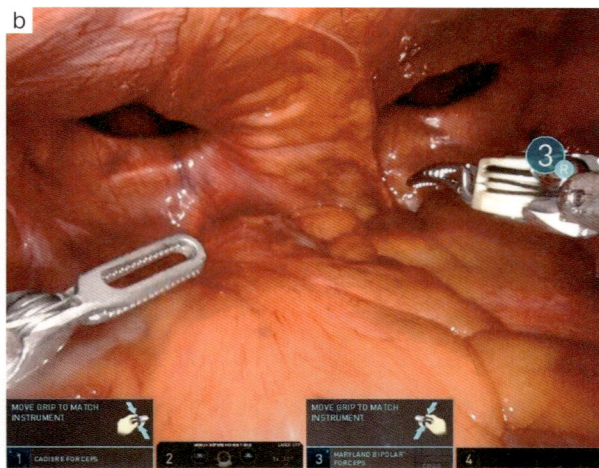

内鼠径ヘルニアと外鼠径ヘルニアの腹膜環状切開，高位切開の手技について述べる。当科ではバイポーラ法を採用しており[8]，利き手（右手）に Maryland bipolar forceps を使用する有用性はロボット支援下胃切除術（RG）で報告されている[9]。RTAPP においても，両手を使用した良好な術野展開が維持でき，超音波凝固切開装置を用いた LTAPP の手技を踏襲できるため有用である。ただし，バイポーラ法は習熟が必要なため，不慣れであれば Monopolar curved scissors を使用してもよい。

1 内鼠径ヘルニア

・基本手技として腹膜腹側切開を行う。
・両側の場合，内側臍ヒダを切離することで良好な視野を得られることがある。
・RTAPP 導入として外鼠径ヘルニアより適していると考える。

1）腹膜切開

腹膜切開は内鼠径輪の外側からヘルニア門の腹側の高さで行う（図6-6a）。この位置からの切開は，外鼠径ヘルニアの環状切開と同じ位置から始めるため手技が統一でき，精管と精巣動静脈の parietalization が容易になる。ヘルニア門の腹側まで腹膜を切開することで，良好な視野でヘルニア門や pseudo sac が確認できる（図6-6b）。

腹側からの腹膜切開は，深い層に入りやすいが多関節機能によって腹膜のみを剥離・切離できる（図6-6c）。ヘルニア門が内側臍ヒダより内側にある場合や大きなヘルニア門が内側臍ヒダまで及ぶ場合は，内側臍ヒダをクリッピングして切離するとより良好な視野が得られる（図6-6d）。結果的に，腹膜切開が大きくなる場合があるが，ロボットの多関節機能によって縫合は難なくこなせる。しかし術後の癒着の問題を考えると腹膜切開は最小限になるようにしたいと考えている。

2）腹膜前腔剥離

腹膜切開後，腹膜前腔の剥離に移る。まず，内鼠径輪周囲と外側の剥離を行う。内鼠径輪にヘルニアがないため，精管の同定と精巣動静脈の剥離は容易であることが多い。精管はフェンス筋膜を切開し内側臍ヒダとの交差部まで剥離する際，精管周囲の血管を温存する（図6-7a）。精管を温存できても血管がなくなっていれば精管が萎縮し生殖機能が低下する可能性があり，若年男性であればとくに留意が必要である。女性では，子宮円靱帯をバイポーラで切離し腹膜側に剥離する。

外側と腹側の剥離は，脂肪を残す層で切開すると腹壁側が膜様組織に覆われていることを確認でき，腹膜前筋膜深葉と呼ばれるものと認識している（図6-7b）。この膜（以後は深葉と呼ぶ）を温存する層で腹膜を剥離していくことで神経や血管の損傷を回避できる。外側腹側では腹膜と深葉が癒合しているため，ここを突破すると再度鈍的剥離が可能となる（図6-7c）。膜様組織が温存されない場合もあるが，RTAPP では可動域制限を受けずに剥離が可能で，attenuated posterior rectus sheath（APRS）の温存も比較的容易である（図6-7d）。

図6-6　内鼠径ヘルニア：腹膜切開

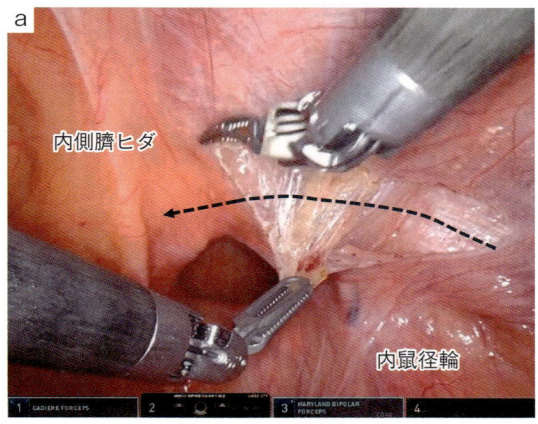

a：右の内鼠径ヘルニア症例。内鼠径輪の外側からヘルニア門の腹側に向かって腹膜腹側切開を行う（点線矢印）

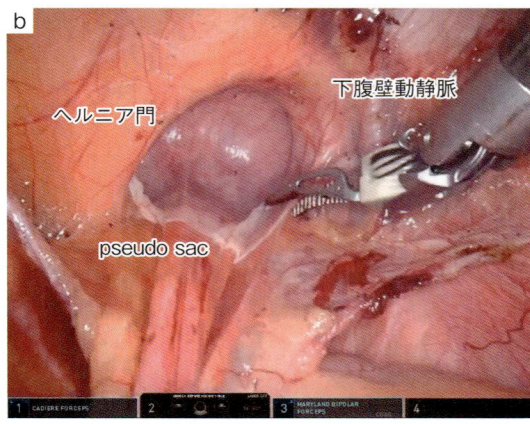

b：腹膜前腔の剥離でヘルニア門と pseudo sac が良好な視野で確認できる

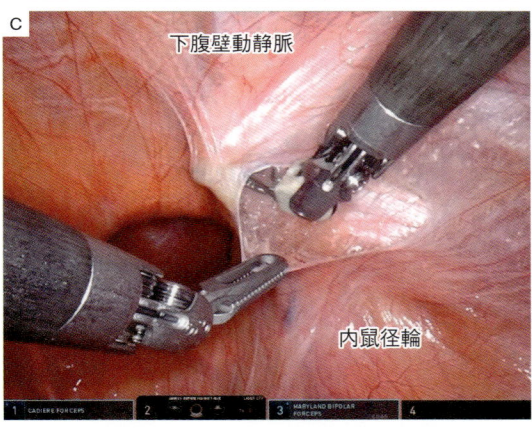

c：腹側の腹膜切離の際も LTAPP では難しい角度での腹膜剥離と切離が可能である

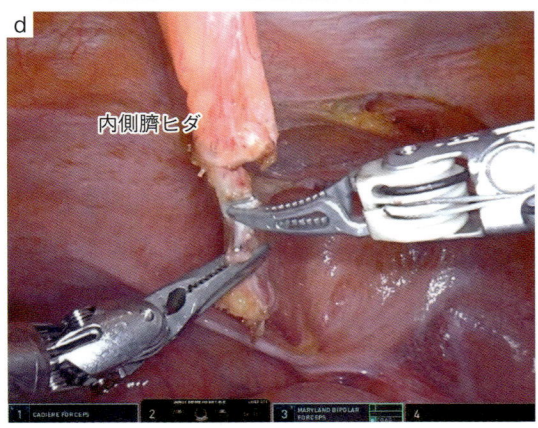

d：内側臍ヒダをクリッピングし，切離することでより良好な視野を得られる

図6-7　内鼠径ヘルニア：腹膜前腔剥離　中央と外側

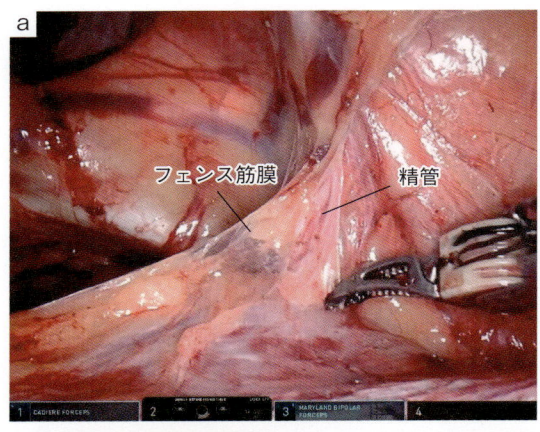

a：フェンス筋膜は切離するが精管周囲の血管は温存する

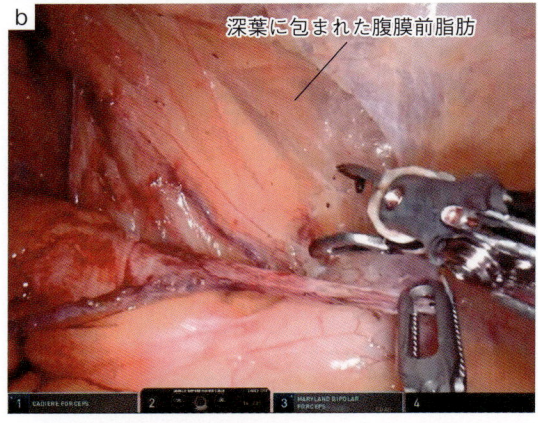

b：腹膜前脂肪を包む薄い膜様組織が深葉と考えている

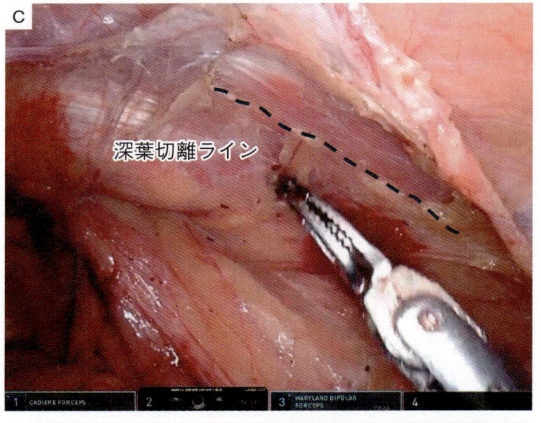

c：点線が深葉を切離したラインである。深葉を切離すると再び腹膜の鈍的剥離が可能となる

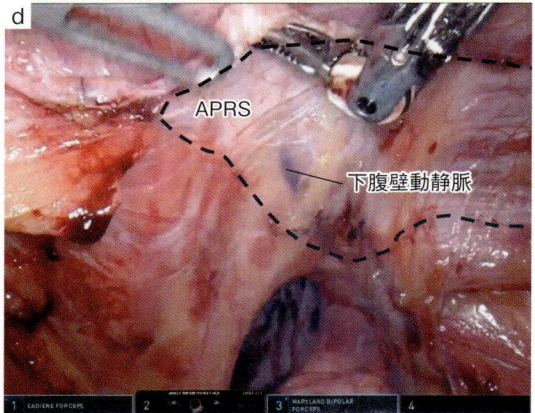

d：下腹壁動静脈を包む点線で囲んだ線維組織がAPRSである

最後に内側（Retzius 腔）の剥離を行う。外側の腹膜前腔剥離後であり，良視野での剥離が可能となる。内側臍ヒダを牽引すると，深葉が内側臍ヒダ側に牽引され，下腹壁動静脈のすぐ内側で Retzius 腔への入り口が確認できる（図6-8a）。この間を突破し，Retzius 腔に至ると恥骨や Cooper 靱帯は浅葉で覆われている。浅葉を温存しつつ，恥骨結節まで剥離する。pseudo sac の処理では剥離層が腹壁側に変わるため，背側の剥離では下腹壁動静脈の恥骨枝や死冠の損傷に注意が必要である（図6-8b）。術後の漿液腫予防のため，ヘルニア門の縫合閉鎖を行う〔図6-8c：pseudo sac を 3－0 Vicryl（ETHICON）で縫合し，可能であれば Cooper 靱帯に固定する〕。

図6-8　内鼠径ヘルニア：腹膜前腔剥離　Retzius 腔と pseudo sac の処理

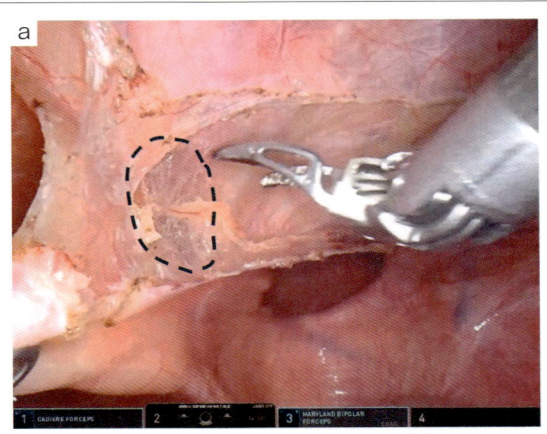

a：内側臍ヒダを牽引すると深葉も牽引され，Retzius 腔が間隙（点線で囲んだ部分）として透見できる

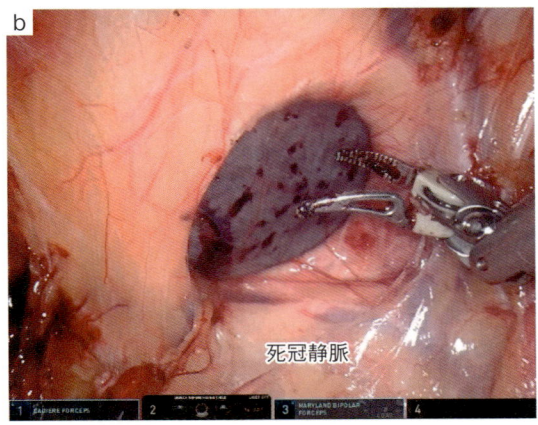

b：pseudo sac を処理した際に浅葉も切離しており，ヘルニア門周囲は腹壁側での剥離となっているため，死冠静脈の損傷に留意する

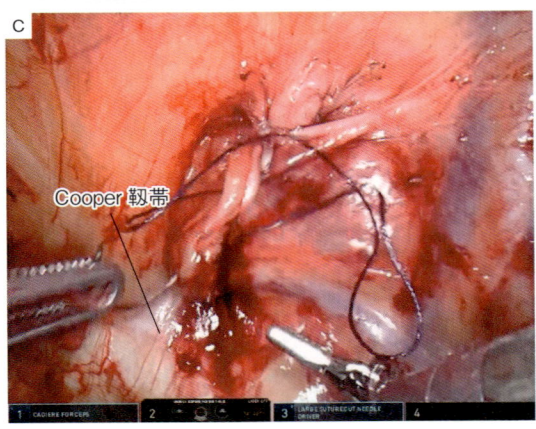

c：漿液腫予防に pseudo sac を結紮してヘルニア門を閉鎖する。可能であれば pseudo sac を Cooper 靱帯に固定する

3）メッシュ留置

　メッシュはさまざまなものを使用してきたが，いずれのメッシュでも対応可能である。固定が不要なセルフグリッピングメッシュ（Paritex ProGrip™；Medtronic）が採用されることが多いが[10]，ほかのメッシュを使用する場合は，Cooper 靱帯，下腹壁動静脈の左右，腹直筋外縁に 3-0 編糸で air not で固定している（**図6-9a**）。助手によるタッキング固定を行う方法もあるが，メッシュのスリップによる再発を経験したため行っていない。

4）腹膜縫合閉鎖

　縫合開始前に，気腹圧を 8 mmHg に下げることが多い。腹膜は連続縫合で閉鎖することになるが，背側から腹側に向けての運針を行うと縫合が容易である（**図6-9b**）。内側臍ヒダを切離した場合は必ず縫合修復を行う（**図6-9c**）。間隙のない運針を心がけ，縫合終了後に間隙の有無を確認することも有用である。縫合糸は 3-0 モノフィラメントを使用するが，barbed suture も有用である。

図6-9 メッシュ留置と腹膜閉鎖

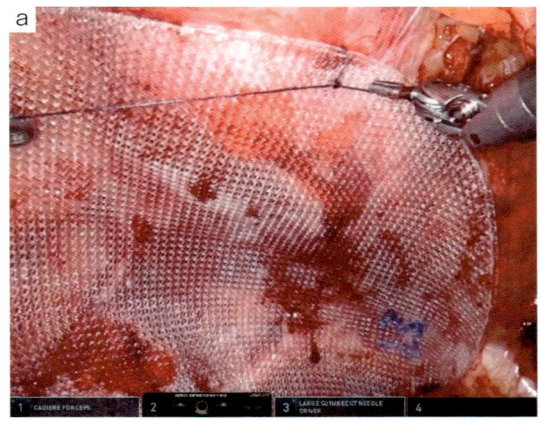

a：メッシュは3-0編糸の air not で縫合固定している

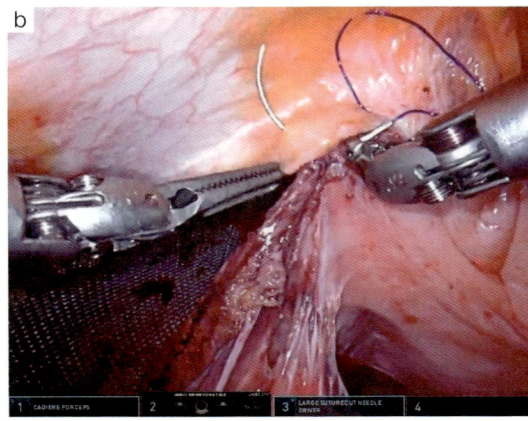

b：腹膜閉鎖には背側から腹側への運針も有用である

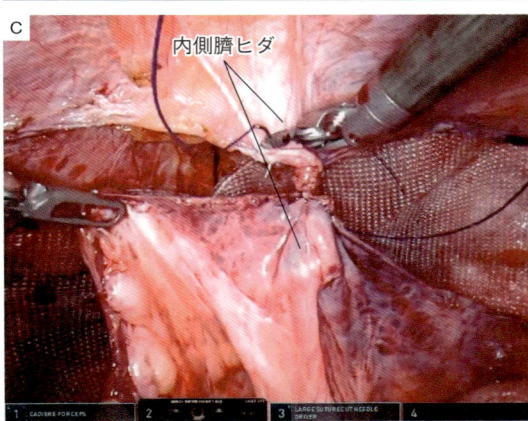

c：内側臍ヒダを切離した場合は縫合して修復する

内側臍ヒダ

2　外鼠径ヘルニア（環状切開）

・多くの施設で行われている LTAPP の腹膜環状切開を踏襲した手技で導入に適している。
・腹膜高位切開が RTAPP に適しているとの意見が多いが，環状切開の利点もある。
・当科では環状切開から高位切開を経て，再度環状切開を行っている。
・縫合が容易だからといって，過剰に腹膜を切開することは控えている。

1）腹膜切開

　当科で行っている LTAPP の外鼠径ヘルニア手術を踏襲しており，LTAPP のページも参考にされたい。腹膜切開の大きさも LTAPP と同等程度としている。RTAPP では腹膜閉鎖が容易だからといって，過剰に腹膜を切開することは控えている。右側の場合，ヘルニア門の外側で腹壁との癒合がない部位から切開を開始する（図6-10a）。やや腹側で腹膜を切開すると腹膜の垂れ下がりが少なくなり後の剝離操作，メッシュ留置が容易となる。ヘルニア門の腹側を回り，下腹壁動静脈を越えたところまで腹膜を切離する。内側臍ヒダを手前に牽引すると Retzius 腔への間隙が確認できる（図6-10b）。この手前に牽引する操作は，ロボットでは3D 画像のためより直感的に実施できる。この間隙の剝離を進め Retzius 腔に入り，腹膜前筋膜浅葉を温存する層で Cooper 靱帯を確認する。腹膜切開を精管近傍まで進めた後で（図6-10c），ヘルニア門背側の腹膜を外側から内側に向かって切離し，環状切開を終了する。精巣動静脈は比較的容易に剝離できるが，精管周囲はヘルニア嚢との癒着やフェンス筋膜があり剝離が難しい場合がある。当科の手技では先ほど精管近傍まで受けを作っていたことで比較的容易に精管を同定できる（図6-10d）。

　左側の場合，内側臍ヒダを手前に牽引し，下腹壁動静脈との間で腹膜を切開して Retzius 腔に入る（図6-11a）。腹側の腹膜切開は下腹壁動静脈を乗り越え（温存し）て，ヘルニア門に沿って進める（図6-11b）。次に，内側の腹膜切開部からヘルニア門背側の腹膜を切開し，腹側の切開部とつなげ環状切開を終了する（図6-11c）。左側の場合，環状切開終了後に精管を確認することが多いが，腹膜1枚で切離するため精管は温存できている（図6-11d）。

2）腹膜前腔剝離

　精管周囲のフェンス筋膜を切開し，内側臍ヒダと精管を剝離する（精管には膜が1枚残るように意識し露出することは避ける）。これにより内側の視野が良好となり，膀胱前腔の剝離が安全に行える。恥骨結節対側まで剝離を行う（図6-12a）が時折，層を横断するように存在する脂肪を認める。この脂肪は膜を温存するところで切離している（図6-12b）。次いで外側の剝離を行う。腹膜前筋膜深葉を温存する層を意識するが，腹側の癒合部では深葉を切離し腹壁側に剝離層を乗り換え上前腸骨棘まで剝離する。精巣動静脈，精管周囲の parietalization の追加，腹側の剝離を最後に行う。内側，外側の剝離層をトレースするように腹側を剝離すればおのずと APRS が温存される層で剝離できる（図6-12c）。時に瘢痕化が強い症例や膜構造が脆弱な症例では，APRS を切離している。RTAPP では LTAPP より近接した視野で剝離が不十分であることがあり，遠

図6-10 外側ヘルニア：腹膜環状切開　右側の場合

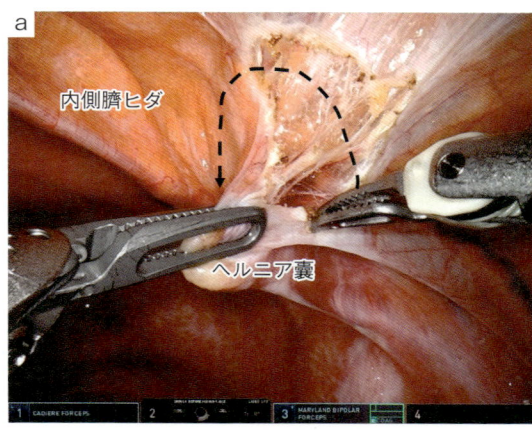

a：ヘルニア門外側から腹膜環状切開を開始する（点線矢印）。図ではヘルニア嚢を腹腔側に牽引している

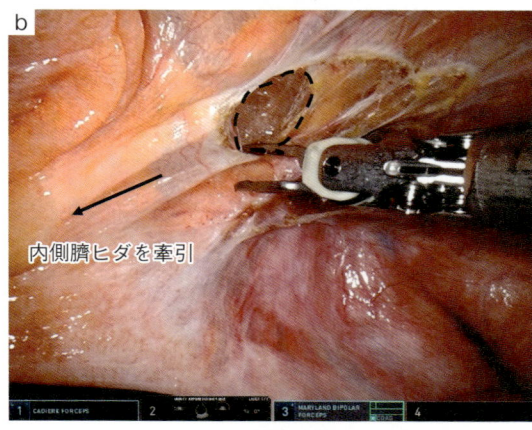

b：内側臍ヒダを手前（矢印方向）に牽引するとRetzius腔へと至る間隙を確認できる（点線で囲んだ部分）。ロボットでは3D画像なので直感的に手前方向に牽引できる

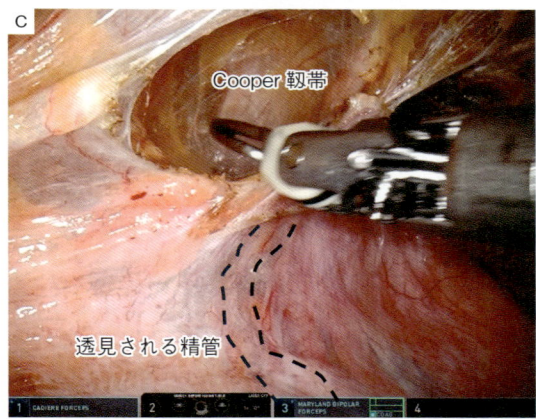

c：腹膜切開を精管近傍まで進め，Retzius腔の浅葉を温存する層で剝離しCooper靱帯を確認しておく

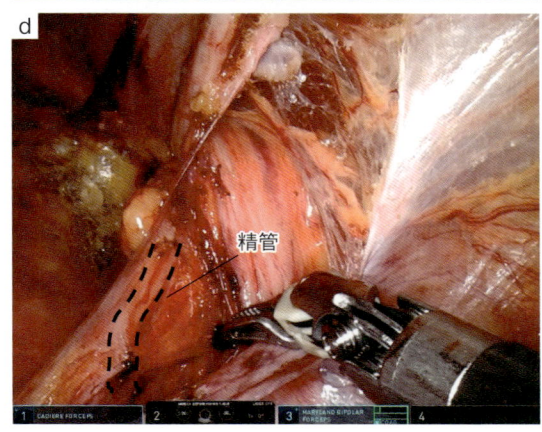

d：背側から腹膜を切開し環状切開を終了する。先ほど受けを作っていたことで良好な視野で精管を確認できる

図6-11 外鼠径ヘルニア：腹膜環状切開 左側の場合

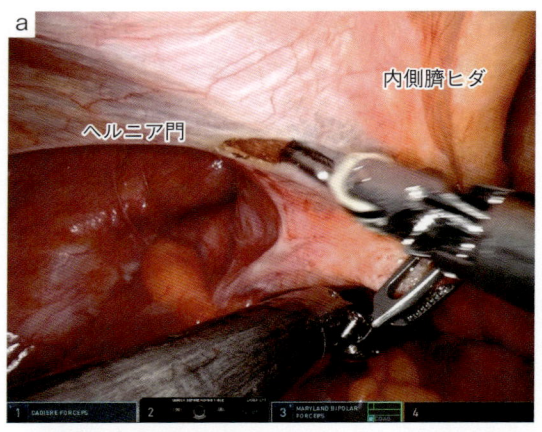

a：左側では内側臍ヒダと下腹壁動静脈の間で腹膜を切開し，まず Retzius 腔に入る

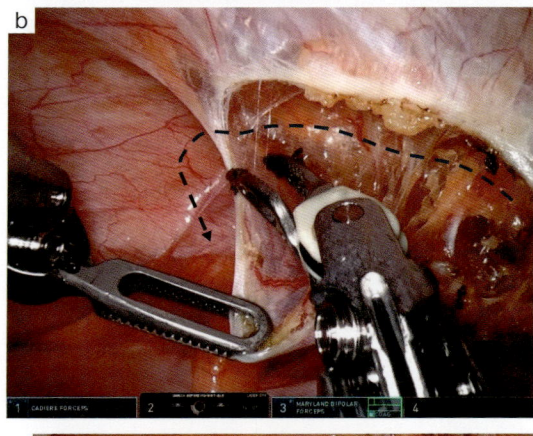

b：内側から外側，背側に向かって腹膜を切開していく（点線矢印）

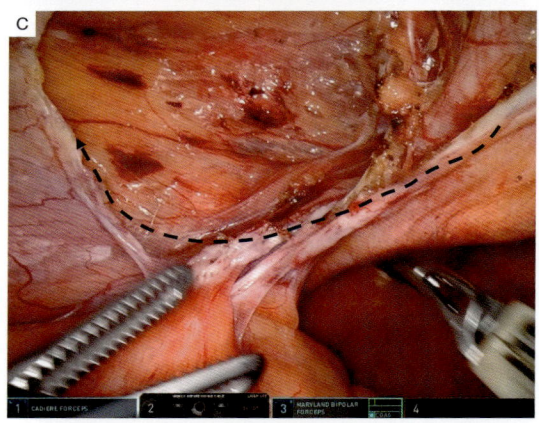

c：背側の腹膜を切開し，腹側の切開部とつなげ環状切開を終了する（点線矢印）

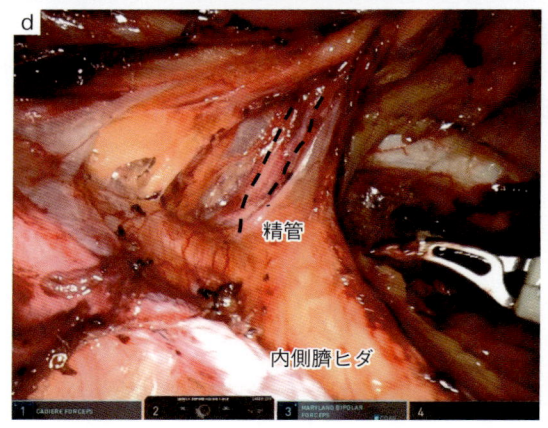

d：左側は環状切開終了後に精管を確認することが多い

図6-12　外鼠径ヘルニア：腹膜環状切開　腹膜前腔剥離

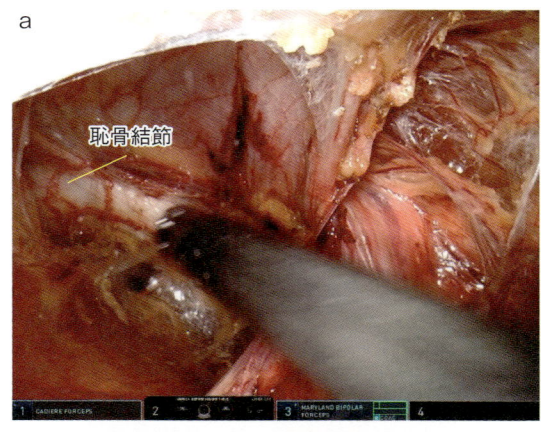

a：恥骨に膜が1枚残る層で恥骨結節対側まで剥離する

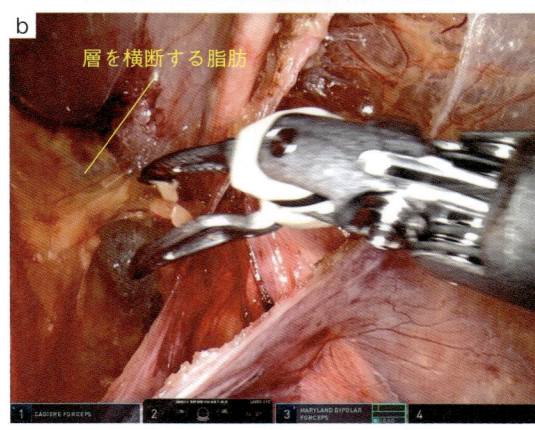

b：Retzius 腔を剥離していると時折層を横断する脂肪を認める。この脂肪は剥離層をトレースできるところで切離する

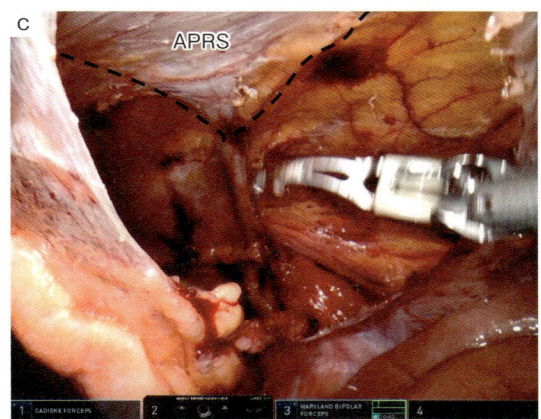

c：内側と外側の剥離層をトレースするように腹側剥離を行うとおのずと APRS は温存される

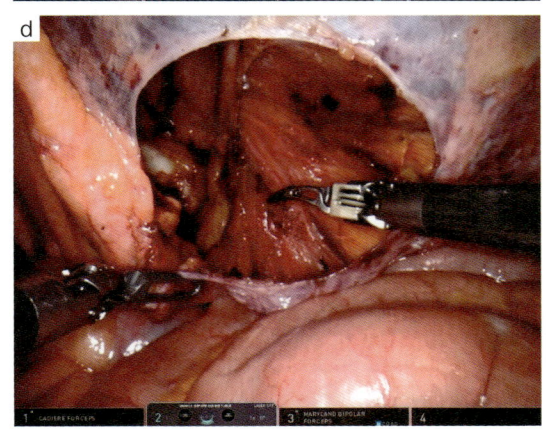

d：ロボットでは近接して操作を行うため，十分に剥離したと思っても剥離範囲が足りないことが多い。腹膜前腔剥離範囲を遠景で確認する

景での確認，鉗子やメジャーなどで剝離範囲を測定し，客観的に評価している（図6-12d）。

3）メッシュ留置

内鼠径ヘルニアと同様であるため割愛する。

4）腹膜閉鎖

内鼠径ヘルニアと同様である。

3 外鼠径ヘルニア（高位切開）

・RTAPP に適しているといわれている手技で，米国で主流となっている。
・TEP に近い手技であり，慣れが必要である。

1）腹膜切開

米国で主流となっている内鼠径輪から 4 〜 5 cm 頭側から腹膜切開を開始する[11]。当科では内側臍ヒダもクリッピングし切離することにより，良好な視野を得ている。外側は上前腸骨棘までをランドマークとしている（図6-13a）。

2）腹膜前腔剝離

腹膜切開部から背側に向かって腹膜前腔を剝離していく。ヘルニア囊の剝離では，精管や精巣動静脈を損傷する可能性があり，ヘルニア囊を脱転しながら腹膜のみの剝離を行う（図6-13b）。なお，ヘルニア囊の脱転の準備として内側（深葉切開）と外側（深葉温存）の腹膜前腔剝離を IP tract まで行っておくとよい。de novo 型ではヘルニア囊を完全に引き抜くことが可能だが，congenital 型などでは引き抜きが困難な症例がある。ヘルニア囊に沿って少しずつ周囲組織を切離し，剝離を進める必要があるが（図6-13c），引き抜きができないと判断した場合はヘルニアの環状切開（くり抜き）の追加やヘルニア囊背側の精管や精巣動静脈を剝離したうえで，結紮・切開する。腹膜前腔の剝離では，環状切開の手技と同様である。前項を参照いただきたい。

4 閉創と術後管理

（1）　気腹終了後，8 mm ポート創には可能なかぎり 2-0 の編糸で筋膜閉鎖を行っている。

（2）　疼痛予防の transversus abdominis plane（TAP）ブロックは術後に行っている。術前に行うと腹壁が低下し，視野の妨げになることがあるからである。

（3）　術後は全身麻酔からの覚醒が確認されたのちに離床，飲食を許可している。

（4）　通常，手術翌日の退院としている。

おわりに

当科で行っている RTAPP の詳細を解説した。なお，補足として当科では自費診療として入院費用を45万円に設定している。基本的には両側鼠径ヘルニアを対象とし，1泊2日の入院設定である（LTAPP は 2 泊 3 日入院）。

図6-13 外鼠径ヘルニア：腹膜高位切開　腹膜切開と腹膜前腔剝離

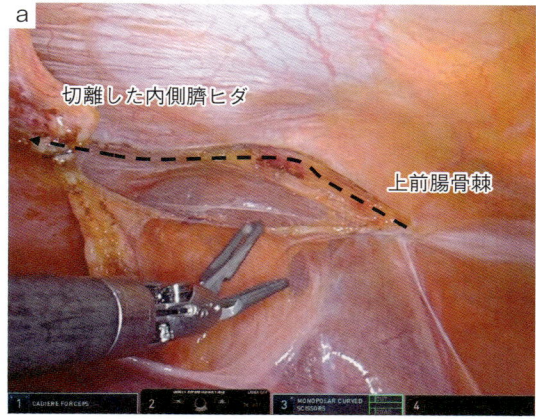

a：腹膜高位切開は上前腸骨棘から内側臍ヒダを切離するまで（点線矢印）（図は右側）

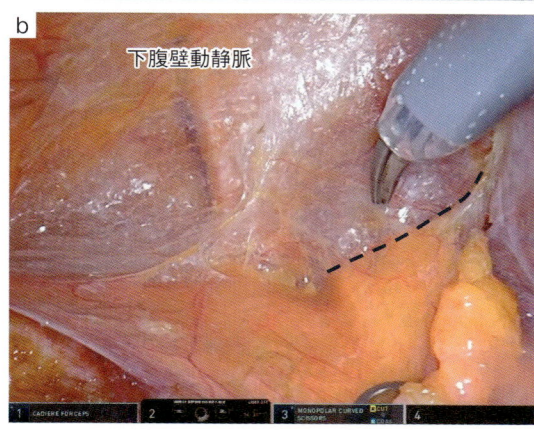

b：腹壁に膜が残るように浅い層に乗り換えるように剝離していく。外側では膜を1枚（浅葉）切開して（点線が切開ライン）深葉と浅葉の間の層に入る（図は右側）

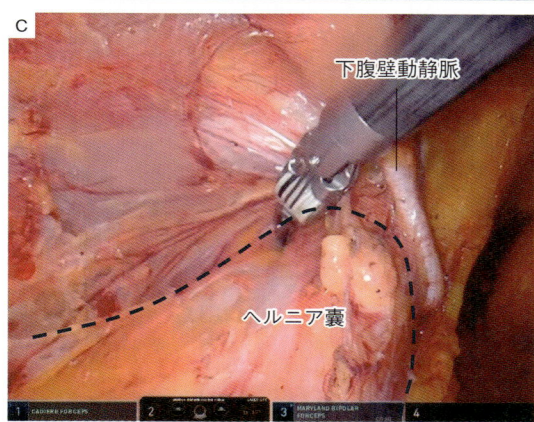

c：ヘルニア嚢に沿って周囲組織を剝離していく（図は左側）

文　献

1) Finley DS, Rodriguez E Jr, Ahlering TE : Combined inguinal hernia repair with prosthetic mesh during transperitoneal robot assisted laparoscopic radical prostatectomy : A 4-year experience. J Urol 178 : 1296～1299, 2007.

2) Prabhu AS, Carbonell A, Hope W, et al : Robotic inguinal vs transabdominal laparoscopic inguinal hernia repair : the RIVAL randomized clinical trial. JAMA Surg 155 : 380～387, 2020.

3) Muysoms F, Van Cleven S, Kyle-Leinhase I, et al : Robotic-assisted laparoscopic groin hernia repair : Observational case-control study on the operative time during the learning curve. Surg Endosc 32 : 4850～4859, 2018.

4) Kudsi OY, Bou-Ayash N, Gokcal F, et al : Learning curve of robot-assisted transabdominal preperitoneal (rTAPP) inguinal hernia repair : A cumulative sum (CUSUM) analysis. Surg Endosc 36 : 1827～1837, 2022.

5) 日本ヘルニア学会：ロボット支援下鼠径部ヘルニア修復術に対して，日本ヘルニア学会（JHS）からの提言（改定）.

   https://jhs.gr.jp/robot_support.html（accessed 2024/07/15）

6) Saito T, Fukami Y, Uchino T, et al : Preliminary results of robotic inguinal hernia repair following its introduction in a single-center trial. Ann Gastroenterol Surg 4 : 441～447, 2020.

7) 齊藤卓也，深見保之，小松俊一郎，他：手術教育からみたロボット支援下鼠径ヘルニア修復術の役割. 手術 76 : 33～39, 2022.

8) Saito T, Fukami Y, Komatsu S, et al : How to establish the bipolar forceps dissection method in robotic inguinal hernia repair. Ann Gastroenterol Surg 6 : 454～459, 2021.

9) Uyama I, Kanaya S, Ishida Y, et al : Novel integrated robotic approach for suprapancreatic D2 nodal dissection for treating gastric cancer : Technique and initial experience. World J Surg 36 : 331～337, 2012.

10) Saito T, Fukami Y, Kurahashi S, et al : Current status and future perspectives of robotic inguinal hernia repair. Surg Today 52 : 1395～1404, 2022.

11) Podolsky D, Novitsky Y : Robotic inguinal hernia repair. Surg Clin North Am 100 : 409～415, 2020.

（上　田　　翔，齊藤　卓也）

第 7 章

腹腔鏡下経皮的腹膜外閉鎖（LPEC）

POINT

- LPEC はメッシュを用いずに根治性を得ることのできる優れた術式である。
- 手術手技において，針による独特な操作への慣れが必要である。
- TAPP で得られる鼠径部の解剖知識はそのまま流用できる。
- 成人ヘルニア外科医が習得する意義は非常に大きい。

▶ 動画
成人 LPEC
5 分45秒

▶ 動画
小児 LPEC
8 分57秒

▶ 動画
トラブルシューティング
6 分18秒

はじめに

　腹腔鏡下経皮的腹膜外閉鎖（laparoscopic percutaneous extraperitoneal closure；LPEC）は1995年に Takehara ら[1]が開発した穿刺針によってヘルニア嚢の高位結紮を行う術式で，小児鼠径ヘルニアに対する術式として広く普及した。小児鼠径ヘルニアにおける LPEC の再発率や合併症は，従来の鼠径部切開法（open repair；OR）と同等と報告されている[2]〜[6]。LPEC は同時に対側の処置が可能であるため，両側ヘルニアの手術時間は OR と比べて大幅に短縮できる。ヘルニア嚢周囲の処理が針によるシンプルな操作で完結し，剥離面積が少ないため，LPEC は OR よりも術後の停留精巣および精巣萎縮のリスクが低減される。また，LPEC の普及により，腹腔鏡を用いて鼠径部構造を観察する機会が増え，小児外科分野においても鼠径ヘルニアおよび精系水瘤に対する解剖や病態の理解が深まった。

　LPEC は視覚的に理解しやすい術式なので修練も容易であり，手術経験が乏しい修練医でも30例，手術経験のある修練医ならば10例で安全に手術ができるようになる[7]。一方で，鼠径部構造は患者ごとの個人差が多く，腹膜の脆弱性や組織の柔軟性によって運針の工夫が必要となる。経験を多数積むことで，多様なパターンの運針技術を獲得することが肝要である。

当科の LPEC 適応基準と件数

　当科では，小児鼠径ヘルニアは NICU 在室例を除いて全例 single-incision LPEC（SILPEC）としている。嵌頓リスクを考慮して新生児期にも手術を行っている。成人でもメッシュ回避が望ましい患者（妊孕性低下や長期留置によるメッシュ感染リスクを考慮する場合）は LPEC の適応とし，45歳未満かつ JHS L1・L2の成人症例を対象としてきた。

　2016年4月〜2023年3月までの7年間の LPEC 件数を**表7-1**に示す。

　小児再発5例の原因は，結紮部の緩み（4例）と鼠径管後壁の脆弱性（1例）が考えられた。結紮部が緩んだ4例は，再手術時にピンホールまたは巾着状の結紮となっていた。いずれも水腫での再発で，再 LPEC により症状が消失した。残る1例は結紮部の内側がくぼんで再発していたので，advanced LPEC により鼠径管後壁の補強を行った。

　成人再発1例の原因は Nuck 管水腫内の子宮内膜症併存で，鼠径部切開による水腫切除を行った。

表7-1　当科における7年間の LPEC 件数（2016年4月〜2023年3月）

	小児 （566例/899側）	成人 （21例/24側）
年齢（中央値）	3.4歳（0〜15）	30歳（16〜41）
男：女	321：245	5：16
右：左：両	134：99：333	13：5：3
再発	5例（0.8%）	1例（4.1%）
対側発症	1例（0.1%）	0例（0%）

1 術中体位とポート配置

1）術中体位・配置（図7-1）

仰臥位・両手仕舞いとする。腸管が内鼠径輪にかぶさる場合には，頭低位とする。

術者の立ち位置は病変側により，以下のとおり変えている。

- **病変が右の場合**：術者は患者の**左側**に立ち，針の運針は**左手**，鉗子操作は**右手**で行う。
- **病変が左の場合**：術者は患者の**右側**に立ち，針の運針は**右手**，鉗子操作は**左手**で行う。

2）ポート配置（図7-2）

2〜3ポートによる LPEC を基本としている。臍にカメラポートを挿入した後，患側の側腹部にポートを追加する。**臍と腸骨上前棘と肋骨弓下端による三角形**の中央に配置し，癒着剥離・TAPP 移行などに応じて必要なら対側同位置にも1本ポートを追加する。

成人でも小児同様の SILPEC を施行することは可能である。ただし，小児と比較して臍の展開が困難な傾向にあり，鉗子の干渉により難易度の高い成人 LPEC を遂行困難となる場合があり，LPEC/TAPP への変更の可能性をあらかじめお伝えしている。

図7-1 術中体位・配置

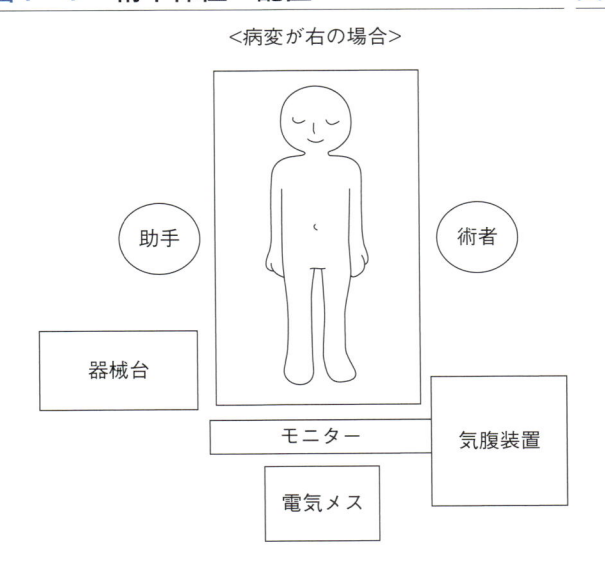

＜病変が右の場合＞

図7-2 ポート配置

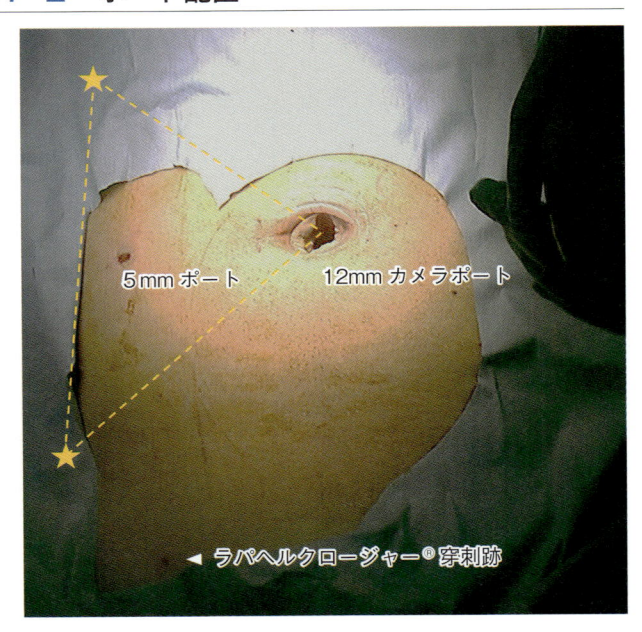

2 ヘルニア嚢の高位結紮

1）準備（図7-3）

ラパヘルクロージャー®にあらかじめ結紮糸を通しておく。糸を通すときは，**必ず下から通し**，切れ端が先端に飛び出ないようにする。切れ端は3mmを目安に切っておく。成人の症例では，1-0と2-0の非吸収糸を用いている。締りが悪い場合は，太くしたり本数を増やしたりして，緩みを防止する。小児症例では2-0非吸収糸を1本使用することで十分結紮できる。

2）穿刺（図7-4）

内鼠径輪の外側45°を針の刺入部と想定し，直モスキートで刺入点に軽く跡をつける。同部位を18G針で皮膚切開したうえでラパヘルクロージャー®を穿刺する。肥満例では尖刃刀で皮膚切開しておくと，運針・結紮のストレスが解消できる（整容性を考慮して最大でも3mmまでの皮膚切開とする）。

3）外回りの運針（図7-4）

腹膜前腔に針の先端がきたら，腹膜を鉗子で牽引し，**針の運針方向が平面となるように展開する**。まずはiliopubic tract（IP tract）を越えるまで外背側へ進め，その後内側へ方向転換する。腹膜の牽引により適度なテンションを作り，腹膜のヒダに沿って進めていく。男性では精巣動静脈を越えた精管付近，女性では円索を越えた部分で腹膜を貫き，糸を留置する。糸は対側まで伸ばしておくと，抜け防止となる。

4）刺入部への帰着（図7-4）

針のみ引き抜き，**針先を正確に刺入部の腹膜前腔まで戻す**。ここで引き抜きすぎると，sac以外の組織を集簇結紮することになり，結紮の緩みの原因となるため注意が必要である。

図7-3　結紮糸をラパヘルクロージャー®に通しておく

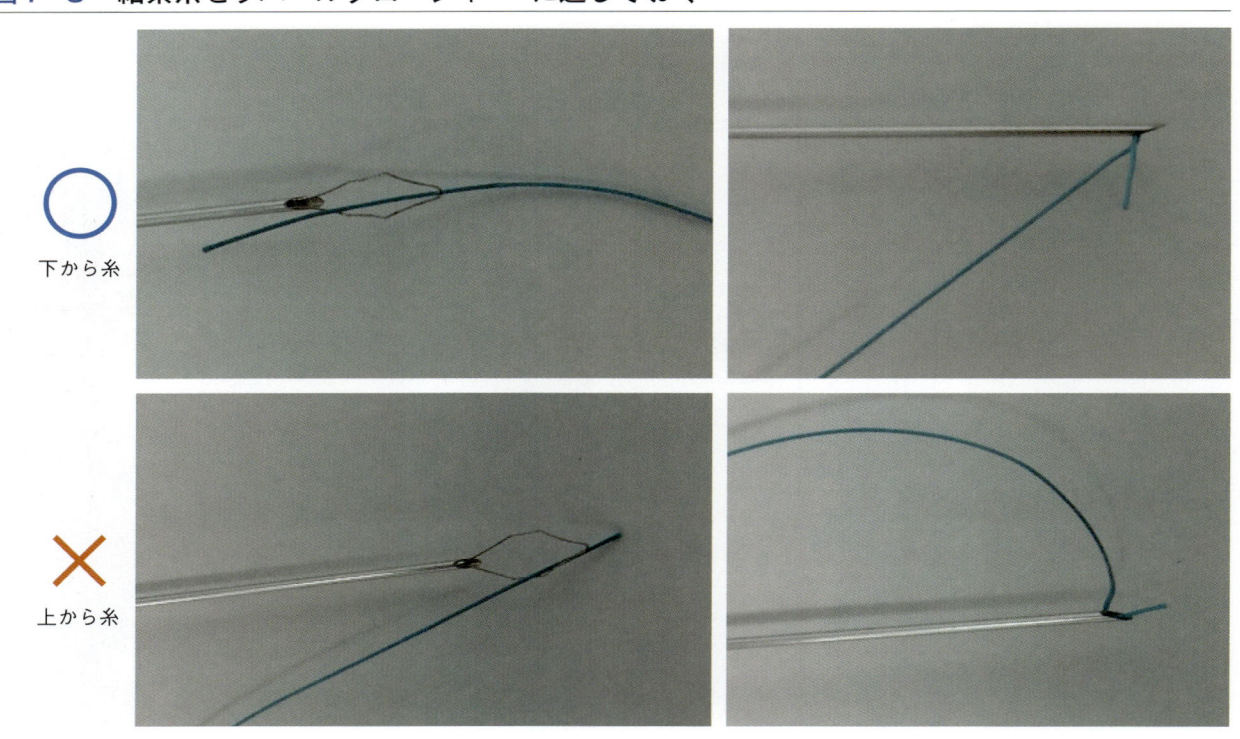

○　下から糸

×　上から糸

5）内回りの運針（図7-4）

　今度は針のみを内鼠径輪の上部を内側に向かって通していき，先程の腹膜を貫いた部位へと針を進める。腹膜の針孔には腹膜前筋膜深葉の薄い膜が覆っており，それを貫いて針を腹腔内へ出し，糸を回収する。糸の回収は，膀胱の上に糸を留置し，その手前に輪をもってきて，先端を閉じた鉗子を輪にくぐらせてから少しだけ開いて糸を把持するのが安全かつスムーズである。

6）結紮（図7-4）

　糸を体外へ引き出す前に，男性では精巣を牽引する。この操作により，結紮糸への精管・精巣動静脈の巻き込みを防ぐ。糸を体外へ誘導したら，ねじれのないことを確認して結紮する。深部結紮であることを意識して，緩みなく4回結紮（男結び/順目）する。結紮時に気腹圧を6 mmHgへ下げることも緩み防止に有効である。糸を切離した後，しっかりと結紮糸を腹膜前腔へ落とし込む。糸が露出していると，結紮糸膿瘍の原因となる。

図7-4　運針の流れ

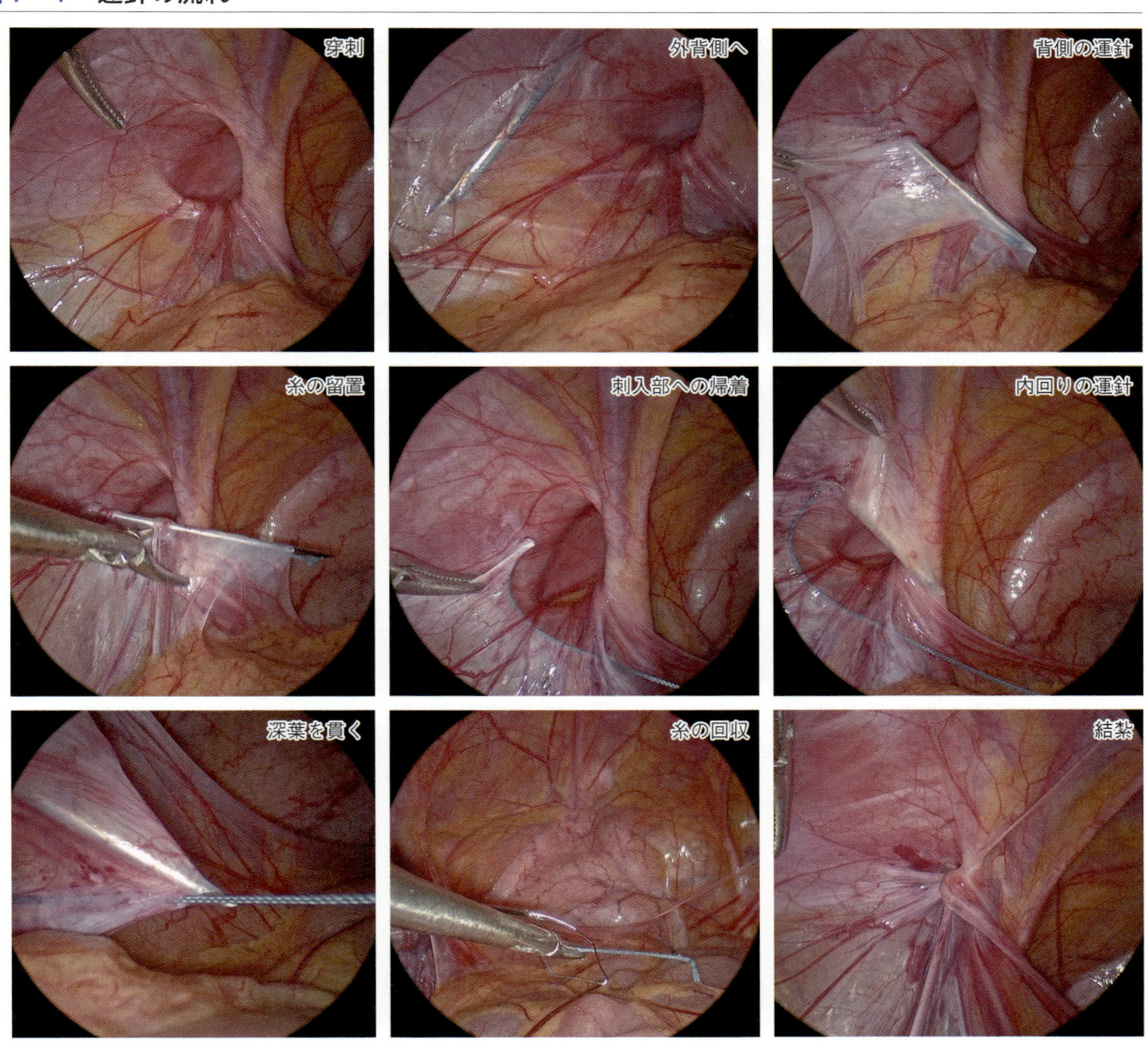

手術手技のポイント①：LPEC 針の運針技術

針の運針は当初慣れるまでは困難である。不要な力をかけない運針を心がける。また，腹膜前腔の層の隙間を意識して，鈍針先端で組織を切る・すり抜ける感覚を身につけるとよい。鉗子により腹膜のテンションを作ることが針の動きの助けとなるが，あくまで主役は針である。針が素直に進めるように，①腹膜を針に水平な面にする，②腹膜を浮かせてヒダを作る，③腹膜を浮かせて腹膜前腔の疎な結合組織の層を展開するのが鉗子の役割となる。患者ごとで腹膜の柔軟性・強度・薄さが異なることにも留意したい。

手術手技のポイント②：組織温存

後述するが，不妊症の原因は精管結紮ではなく精管周囲の血流不全である。できるかぎり精管周囲の血管を損傷しないように留意する。また子宮円索の温存に関して，小児は円索ごと結紮し，初経を過ぎた女児・成人女性では円索を回避している。

1）円索結紮の場合

円索を把持して浮かせて，背側に針をくぐらせる。円索背側を走行する陰部大腿神経の巻き込みに注意が必要であり，内鼠径輪からやや離れた場所で操作する。

2）円索回避の場合

円索表面の腹膜を平坦化させて腹膜と円索の間を通していく。個人差はあるが円索と腹膜は密着しており，針を通した場所が結紮部へ引っ張られる形となる。円索は恥骨方向にも子宮方向にもつっぱりを生じるため，針を通す場所を内鼠径輪近くにすると，円索の牽引痛を予防できる。

手術手技のポイント③：膜構造の理解（図7-5）

LPEC では正しい層で運針することで神経損傷・血管損傷のリスクが軽減できる。針の経路は TAPP の際に剥離する層と一致しており，腹側は腹膜前筋膜深葉と浅葉の間，背側は腹膜と深葉の間を通ることになる。その証拠に，外回りの後，内回りで糸を回収しにいくと，必ず糸を通した針穴で腹膜の下の筋膜組織（深葉）を貫いて糸を回収することになる（図7-6）。手技のなかでは，IP tract を外側に横断する際に深葉の折れ返りを貫く意識が必要で，そこで腹膜1枚の層に入ることで精巣動静脈および精管の剥離が容易となる。腹側では，浅葉を温存する層で運針することで下腹壁動静脈の温存が容易となる。

こうして，腹膜と腹膜前筋膜深葉の一部を結紮することにより，比較的強い組織に裏打ちされた閉鎖が LPEC の本質である。腹膜の閉鎖のみならず，ある程度筋膜の閉鎖の役割もあると考えている。

図7-5　内鼠径輪の膜構造

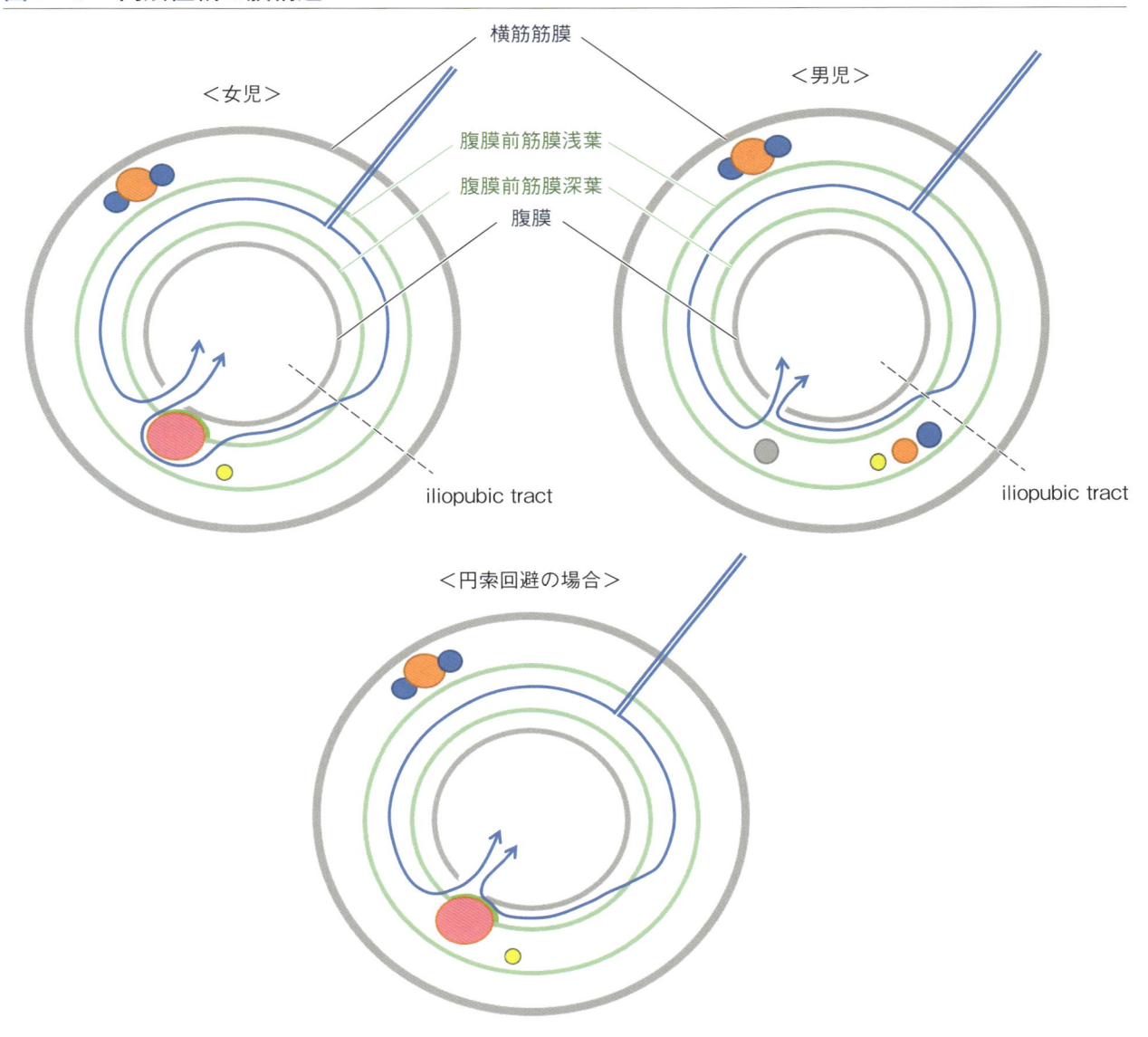

横筋筋膜

＜女児＞　　　　　　　＜男児＞

腹膜前筋膜浅葉
腹膜前筋膜深葉
腹膜

iliopubic tract　　　　iliopubic tract

＜円索回避の場合＞

図7-6　腹側を通った針は深葉を被っている

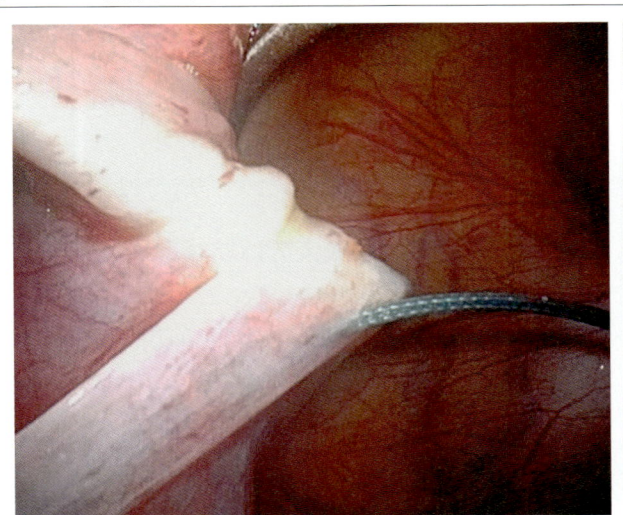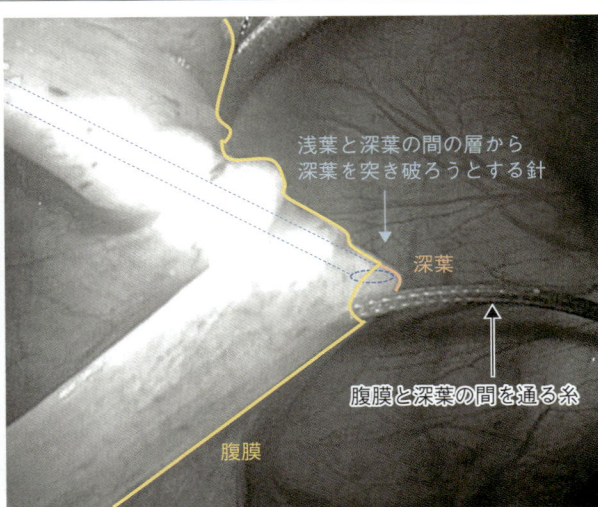

浅葉と深葉の間の層から
深葉を突き破ろうとする針

深葉

腹膜と深葉の間を通る糸

腹膜

■ 手術手技のポイント④：成人と小児の違いの認識

成人 LPEC は小児 LPEC と比較して技術的に困難な場合が多い。要因として腹壁が分厚く，組織の柔軟性に乏しいことがあげられる。当科では，以下の対策をしている。

1）結紮糸（図7-7）

1-0と2-0の非吸収糸を2本同時に通し，片方の糸を牽引しながら結紮する「2重結紮法」を用いる。交差しないよう留意し，血管結紮のように太い糸で締めた後に細い糸で締めあげて完全な腹膜閉鎖を図る。

2）穿刺部（図7-8）

成人は腹壁が2〜4cmほどあり，深部結紮となる。また，ラパヘルクロージャー®を用いる際にも，腹壁の抵抗が強く運針困難となる場合が多い。そのため，穿刺部を尖刃刀で2mmほどに拡大すると，針の可動性が改善し結紮も容易となる。穿刺の際は，刺入部から筋層を直角に貫いて最短距離にしておく。

3）運針ルート（図7-9）

腹壁の抵抗により針の可動性が悪いため，小児症例よりも計画的な運針が必要となる。できるだけ直線に近いルートで運針する必要があり，やや外側から穿刺したうえで紡錘形に進むとよい。

4）気腹圧

10mmHg で糸を腹膜前腔へ通した後，気腹圧を6mmHg まで下げて結紮糸の緩みを防ぐ。また，筋弛緩が十分効いた状態での結紮が望ましい。

図7-7 2重結紮法

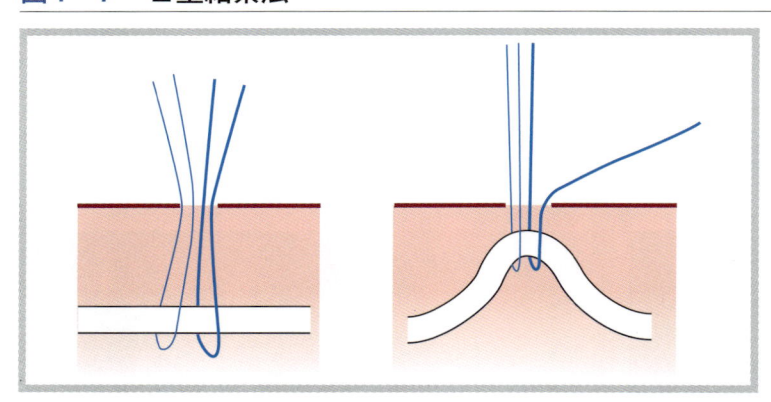
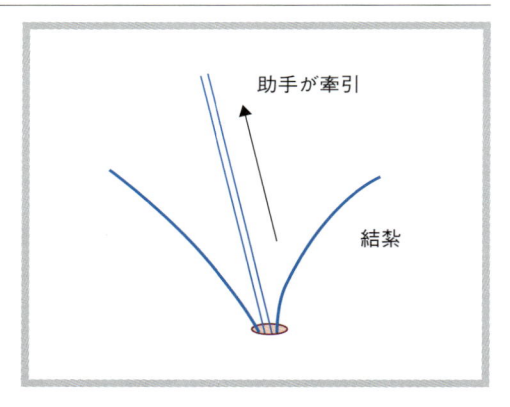

図7-8 穿刺部拡大の効果

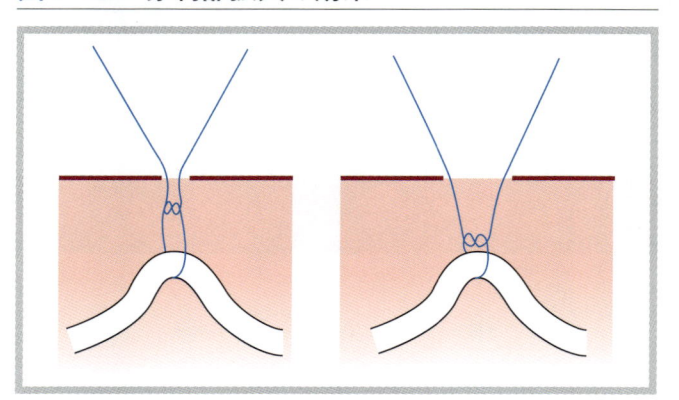

図7-9 成人では紡錘形に運針する

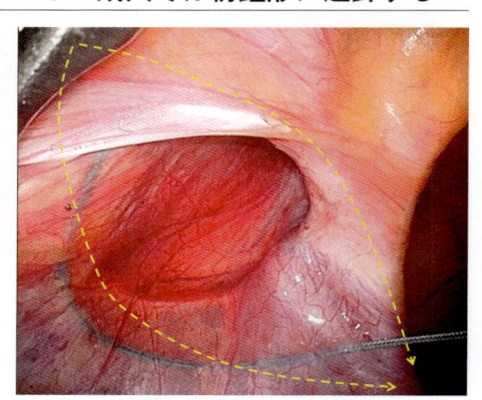

当科では成人症例の第一選択は transabdominal preperitoneal repair（TAPP）としている。TAPP は，筋膜の弱い部位全体にメッシュを留置することで，広い範囲で補強することが可能である。その反面，剥離範囲が広いため神経や血管の損傷リスクが高くなり，メッシュ留置による術後疼痛・違和感が懸念される。また，妊孕性低下やメッシュ感染のリスクも懸念される。

1 妊孕性の低下

不妊症の患者は小児鼠径ヘルニア手術既往の割合が高いと報告されている[8]。不妊症の原因は<u>閉塞性無精子症（obstructive azoospermia；OA）</u>である。ヘルニア術後の OA は精路再建（VV；精管精管吻合，VE；精管上体吻合）により半数以上は再開通可能とされる[9]。白石らの報告によると，閉塞の原因は精管結紮ではなく，精管動静脈結紮による広範囲の血流不全であった[10]。土屋らはヘルニア術後の患者のなかでも，<u>メッシュ留置後の OA は精管周囲組織の瘢痕化が強く，</u>メッシュ付近の精管が切除されている症例も存在し，再建困難と報告している[11]。TAPP でも LPEC でも不妊症のリスクはあるが，その後の再建の可否を考慮すれば，若年者はメッシュを回避するのが望ましい。

2 遅発性メッシュ感染

遅発性メッシュ感染について『医学中央雑誌』を検索すると，36例の報告がある。<u>メッシュ留置から半年後〜十数年後（平均6.4年）に膿瘍形成</u>し，半数は単純な膿瘍形成だけでなく，<u>メッシュと皮膚・小腸・虫垂・S 状結腸との瘻孔形成を伴った。</u>発症後の管理に難渋することが問題で，切開排膿・ドレナージではコントロールできずメッシュ除去になる症例が多い（34例）。メッシュ除去後のヘルニア再発報告はまれである（1例/34例）。メッシュ除去後にヘルニアが再発しない原因としては，炎症による瘢痕化で組織が硬くなり腹壁補強効果があると考えられるが，こじれた症例が多いために症例報告されていない可能性は否めない。いずれにしても，メッシュ留置による周囲組織への影響は大きく，留置期間が長ければ感染リスクも上昇すると想定されるため，この点でも若年者ではメッシュを回避すべきである。

LPEC は TAPP と比較して剥離範囲が狭く生理的で非侵襲的であるが，欠点として，成人の発生機序とされる鼠径管後壁の脆弱性を補強するものではなく，外鼠径ヘルニア以外のヘルニアに対応できない。それでも，純粋な外鼠径ヘルニアにおいて，数年から数十年ヘルニア修復の効果を得られれば，上記メッシュ合併症の点で有利であり，成人 LPEC の意義は大きい。また，advanced LPEC[12][13] を用いることで鼠径管後壁の補強を行うことも有効であり，メッシュ回避の手法の一つとして考慮できる。

3 女性特有の合併症

LPEC は性別により術式や合併症が異なる。男性は精巣動静脈や精管の腹腔側に結紮糸を通し，女性は円索の背側に結紮糸を通す。この点でも神経その他構造への配慮の仕方が変わるが，女性では高率に子宮内膜症が潜在する問題もあり，LPEC 後の疼痛や水腫再発が成人女性に多いという報告が散見される。女性 LPEC に関する問題点を以下にまとめた。

1）女性の術後疼痛─円索痛が存在する

鼠径ヘルニア術後の疼痛は chronic postoperative inguinal pain（CPIP）として報告されてきた[14]。鼠径部領域の神経損傷が原因となり，神経支配領域毎で独特の疼痛範囲を呈する[15]。さらに，アロディニア（allodynia；微小な刺激が痛覚として認識される感覚異常のこと），痛覚過敏（hyperalgesia）といった中枢性機序・精神的な要素も関与しており，神経痛の一部は三環系抗うつ薬（TCA），セロトニン・ノルアドレナリン再取り込み阻害薬（SNRI）の投与により疼痛改善を認める[16]。

女性に LPEC を施行する場合，男性と比較して術後疼痛が多い傾向にある。女性ホルモンの変動に伴った痛みであることが多く，われわれは円索痛と称している。子宮円索自体の血管や神経に分布する疼痛受容体による痛みで，妊娠期の子宮円索静脈瘤の疼痛に類似する[17]。また，男性と比較して女性ではアロディニアの関与が大きいとされており，実際に精神科受診により疼痛改善がみられた症例もあった。

2）女性の水腫再発

女性における Nuck 管水腫は，子宮内膜症の合併を約半数に認める[18]。『医学中央雑誌』で検索すると，内膜症合併 Nuck 管水腫の症例報告は42例に上る。典型的な症例は，術前から月経周期と一致した鼠径部痛を呈する。当科では，思春期以降の Nuck 管水腫に対しては水腫切除（＋Marcy またはメッシュ留置）を勧めている。

上記それぞれの利点欠点を踏まえたうえで，成人症例で LPEC を強く推奨する患者は以下と考えている。

- ・若年者（妊孕性温存，メッシュ長期留置回避）
- ・ステロイド，リウマチ薬，免疫抑制剤内服によりメッシュ感染リスクの高い患者
- ・短時間手術が望ましい患者（超高齢，全身状態不良）

成人に対する LPEC の適応拡大を検討するため，「成人鼠径ヘルニアに対する LPEC の短期成績を評価する前向き研究（2022-165）」を本大学で実施中である（図7-10）。LPEC を希望する患者に対しては，従来の年齢制限やヘルニア門の大きさによる制限なく LPEC を施行する。術中に水腫・外鼠径ヘルニア以外のヘルニアが判明した場合や結紮閉鎖困難例では術中判断で TAPP 移行とする。

TAPP や LPEC において成人鼠径部の構造を観察すると，無症状でも Hesselbach 三角の脆弱性を認めることが多い。また，嵩原らの報告では，外側の辺縁が不明瞭でいわゆる "滑り台状" の形態を呈している症例は，内鼠径輪の外側から de novo type の再

図7-10　LPEC 臨床試験のフローチャート

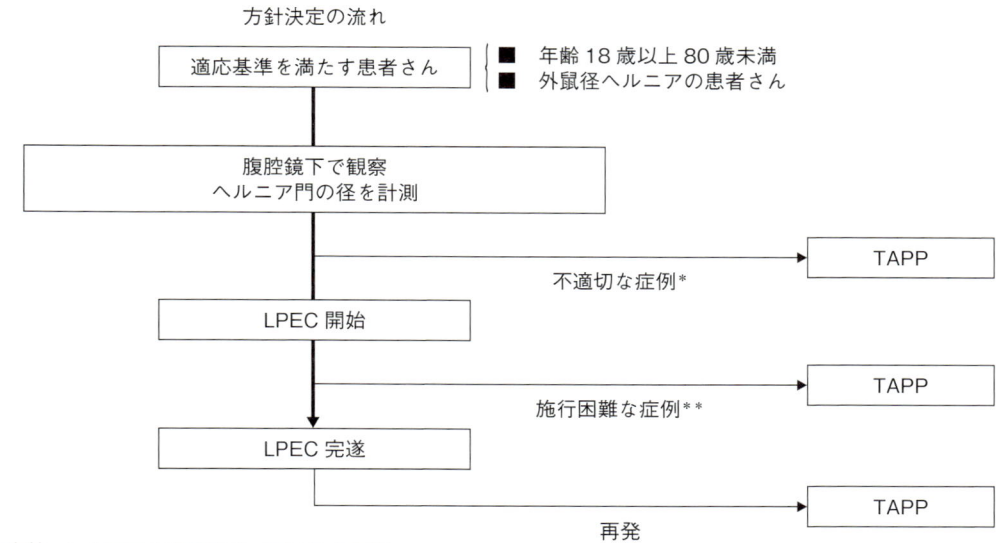

*：腸管癒着，ヘルニア分類不適合，高リスク症例
**：結紮不十分

　発を生じる[19]。その一方で，成人鼠径ヘルニアすべての症例にメッシュ留置をするのは過剰な修復ともいえる。LPEC の限界にも目を向けつつ，メッシュ合併症を留意したうえで，適切な症例選択をしていく必要がある。

おわりに　─成人 LPEC 修練システム

　成人 LPEC を普及していくうえで，LPEC 修練の環境を整えることが必須となるが，成人ヘルニア外科医が LPEC を習得する機会を得るのは通常困難である。当科では，小児外科が消化器外科と密に連携を取り合える関係にあり，さらに鼠径部解剖を十分理解する TAPP 技術認定医が多数在籍している。今後はこの利点を生かした「成人 LPEC 修練システム」を構築したい。具体的には，TAPP 技術認定医を対象に，
　①女児 LPEC 助手1例→②女児 LPEC 執刀3例→③男児 LPEC 助手3例→
　④男児 LPEC 執刀5例→⑤成人 LPEC
という流れで修練を積む予定である。LPEC は小児のほうが成人よりも運針が容易であり，成人 LPEC を施行する前に小児 LPEC を10例経験することで，LPEC の運針のコツを明確につかむことが可能となる。ヘルニア以外の手術にも日々奔走するなかで「10例」の経験が遂行可能かどうか，またその成果が得られるかどうか，今後検討していきたい。

文　献

1)　Takehara H, Yakabe S, Kameoka K：Laparoscopic percutaneous extraperitoneal closure for inguinal hernia in children：Clinical outcome of 972 repairs done in 3 pediatric surgical institutions. J Pediatr Surg 41：1999〜2003, 2006.

2)　Fujiogi M, Michihata N, Matsui H, et al：Outcomes following laparoscopic versus open surgery for pediatric inguinal hernia repair：Analysis using a national inpatient database in Japan. J Pediatr Surg 54：577〜581, 2019.

3) Shibuya S, Imaizumi T, Yamada S, et al : Comparison of surgical outcomes between laparoscopic percutaneous extracorporeal closure (LPEC) and open repair for pediatric inguinal hernia by propensity score methods and log-rank test analysis. Surg Endosc 36 : 941〜950, 2022.

4) Miyake H, Fukumoto K, Yamoto M, et al : Comparison of percutaneous extraperitoneal closure (LPEC) and open repair for pediatric inguinal hernia : Experience of a single institution with over 1000 cases. Surg Endosc 30 : 1466〜1472, 2016.

5) Wu S, Xing X, He R, et al : Comparison of laparoscope-assisted single-needle laparoscopic percutaneous extraperitoneal closure versus open repair for pediatric inguinal hernia. BMC Surg 22 : 334, 2022.

6) Kurobe M, Sugihara T, Harada A, et al : Risks and benefits of pediatric inguinal hernia repair : Conventional open repair vs laparoscopic percutaneous extraperitoneal closure. Asian J Endosc Surg 15 : 290〜298, 2022.

7) Yoshizawa J, Ashizuka S, Kuwashima N, et al : Laparoscopic percutaneous extraperitoneal closure for inguinal hernia : Learning curve for attending surgeons and residents. Pediatr Surg Int 29 : 1281〜1285, 2013.

8) Matsuda T, Horii Y, Yoshida O : Unilateral obstruction of the vas deferens caused by childhood inguinal herniorrhaphy in male infertility patients. Fertil Steril 58 : 609〜613, 1992.

9) 白石晃司, 岡真太郎, 松山豪泰：閉塞性無精子症に対する精路再建の初期150例の検討. 西日本泌尿器科 78 : 299〜304, 2016.

10) 白石晃司, 松山豪泰：小児期の手術との関連が疑われた閉塞性無精子症の検討. 日小児泌会誌 23 : 6〜11, 2014.

11) 土屋春樹, 古城公佑, 内田将央, 他：右鼠径ヘルニアメッシュ手術, および左急性精巣上体炎にともなう閉塞性無精子症に対し, 左精管精巣上体管吻合術を行い, 自然妊娠に至った1例. 日受精着床会誌 37 : 231〜238, 2020.

12) 嵩原裕夫, 西原実：成人外鼠径ヘルニアに対する LPEC 法の限界を補う Advanced LPEC 法（Adv.LPEC）. 日内視鏡外会誌 28 : 1388, 2023.

13) 平山裕, 岩谷昭, 飯沼泰史, 他：若年成人の外鼠径ヘルニアに対する advanced LPEC 法の手術成績. 日臨外会誌 77 : 23〜28, 2016.

14) Lange JF, Meyer VM, Voropai DA, et al : The role of surgical expertise with regard to chronic postoperative inguinal pain (CPIP) after Lichtenstein correction of inguinal hernia : A systematic review. Hernia 20 : 349〜356, 2016.

15) 成田匡大：鼠径ヘルニア術後難治性慢性疼痛に対する鏡視下再手術の工夫. 外科 82 : 157〜163, 2020.

16) Liu WQ, Kanungo A, Toth C : Equivalency of tricyclic antidepressants in open-label neuropathic pain study. Acta Neurol Scand 129 : 132〜141, 2014.

17) Yonggang H, Jing Y, Ping W, et al : Forty-one cases of round ligament varicosities that are easily misdiagnosed as inguinal hernias. Hernia 21 : 901〜904, 2017.

18) 三木明寛, 西平友彦, 南貴人, 他：成人 Nuck 管水腫の臨床的検討. 臨床外科 70 : 626〜631, 2015.

19) 嵩原裕夫, 西原実, 宮平工, 他：成人外鼠径ヘルニアに鼠径床を剝離せず, メッシュを使用しない LPEC 法および Advanced LPEC 法の術後短期・中期成績. 日外会抄集 121 : SF-038-3, 2021.

（加藤　翔子, 金子健一朗）

小児LPEC

小児症例における LPEC の適応

　LPEC は，鞘状突起開存を認める症例すべてに適応がある。特殊例として，無症状の場合（対側鞘状突起開存），水腫の場合（精系水瘤），卵巣滑脱，de novo 型の場合には，手術介入の必要性について賛否両論がある。

1　対側鞘状突起開存への適応

　術中に対側鞘状突起開存（contralateral patent process vaginalis：CPPV）を認めた場合に，無症状でも異時性対側鼠径ヘルニア（metachronous contralateral inguinal hernia：MCIH）を予防する目的で LPEC を施行すべきか議論となっている[1〜4]。片側症例の40％で術中に CPPV が確認され，CPPV を同時に結紮修復すれば対側発症を０％にすることができる。しかし，CPPV を修復しなくても対側発症するものは10％のみで，すべての CPPV 症例が MCIH になるわけではない。当科は CPPV を同時結紮修復する方針としている。30％は不要な結紮となるが，LPEC は安全で非侵襲的に行えるので，MCIH 予防の意義のほうが大きいと考える。

2　精系水瘤への適応

　小児における精系水瘤は，ほぼすべてが「交通性」と考えられ，高位結紮のみで治癒する。水腫を圧迫しても大きさが変わらず一見「非交通性」のようにみえる症例でも，気腹すると炭酸ガスが水腫内に流入する場合もあり，ヒダなどによる弁構造により腹腔内から水腫への一方通行の交通を認める「交通性」水腫と考えられる。精系水瘤の内鼠径輪の形状は，Type 1：鞘状突起開存なし，Type 2：ヒダのある開存，Type 3：ヒダのない開存[5,6]に分けられる。水腫の大半は鞘状突起が３mm 以上開存し，Type 1 はまれである（0.6％）[6,7]。Type 1 のなかには高位結紮による治癒が困難で真の「非交通性」水腫と考えられる症例がある。また，ネフローゼ症候群など全身浮腫の１症状として出現する陰嚢水腫の除外も必要である。当科では水腫症例に対して SILPEC を第一選択とするが，結紮により治癒しない可能性と，その場合の水腫切除の必要性についてあらかじめご家族へお伝えしている。

3 卵巣滑脱症例への適応

卵巣滑脱ヘルニアに対して早期手術を行うか自然還納を待機するかについては，明確な指針がない。経過観察した場合に卵巣捻転や卵巣脇からの腸管嵌頓を生じるリスクがあるので早期手術が望ましいとする報告があるが[8]，滑脱した卵巣を腹腔内へ還納する際に卵巣周囲組織へのダメージが及ぶ懸念がある。卵巣滑脱ヘルニアを経過観察した場合，75％は6カ月までに自然還納し，56％は腸管脱出を認めず手術を要さなかったとする報告もある[9]。待機手術のタイミングは生後6カ月から9カ月が推奨される[9,10]。待機中の用手的な卵巣還納は，医原性の捻転を引き起こす可能性があり推奨しない[11]。非専門医および保護者が自己判断で用手圧迫するケースも散見され，経過観察時にも卵巣へのダメージが危惧される。当科では待機手術までの自宅での観察が難しいと考え，卵巣滑脱ヘルニアは早期手術の方針としている。

4 de novo 症例への適応

小児鼠径ヘルニアの発症機序は，腹膜鞘状突起の開存であるというのが通説である。しかし，鞘状突起開存がなかった症例でも de novo 型の鼠径ヘルニアを形成することがある。図1の症例は，生後14日には鞘状突起開存がなかったが生後33日に鼠径ヘルニアを認めた。

学童期まで症状がなく突然発症する症例は，①腹膜鞘状突起の開存があったが臓器脱出はしていなかったものと，②腹膜鞘状突起の開存がなく新規に de novo 型のヘルニアを発症したものが混在していると考えられる。

当科では，小児の外鼠径ヘルニアはすべて LPEC を施行し，ほぼ全例治癒した。つまり，de novo 型の鼠径ヘルニアにも LPEC は有効であると考えている。

図1　de novo 型の鼠径ヘルニア症例

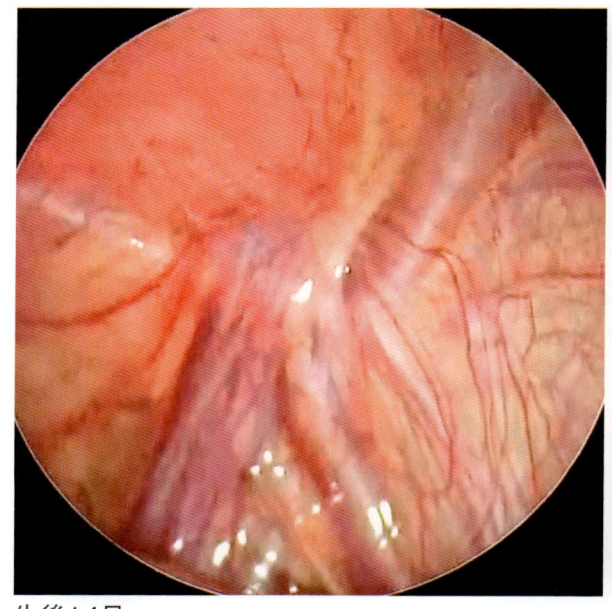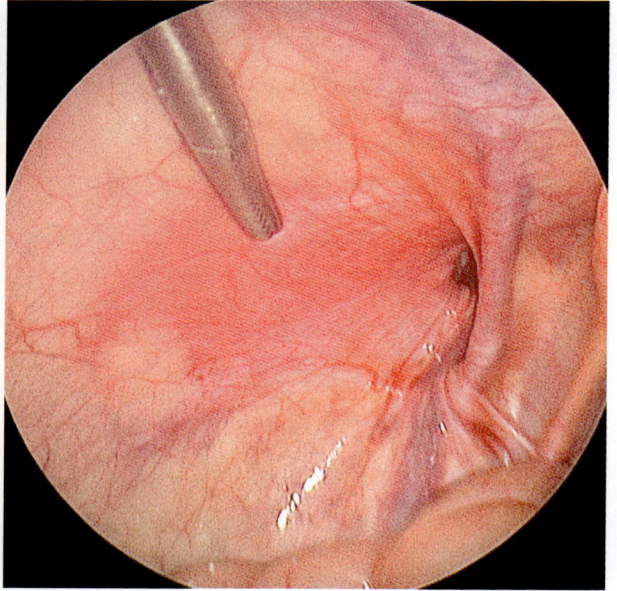

生後14日　　　　　　　　　　　　　　　生後33日

　LPEC は日本から発信しアジア，中東，欧米へと広まった。その過程でさまざまな器具や手法が開発された。より整容性を追求した手法として single-incision LPEC（SILPEC）がある[12)～14)]。また，鼠径管後壁補強のための横筋筋膜縫合を追加する advanced LPEC も報告された[15)]。

　当科でも小児症例は全例 SILPEC を採用し，再発症例や鼠径管後壁の脆弱性を疑う症例には advanced LPEC を行っている。

SILPEC 操作のコツ

　基本的な操作は成人 LPEC の項で述べたとおりである。SILPEC では，皮弁法を用いて臍を展開し，カメラポートの尾側の筋膜に SILPEC 鉗子を直接刺入して操作する。

1 ポートと鉗子の挿入（図2）

　臍を皮弁形成[16)]して筋膜を露出・切開し，腹膜は直モスキートで鈍的に切開する。3mm または 5mm ポートを挿入し筋膜に縫合固定する。10mmHg で気腹を開始した後，ポート尾側に針型の電気メスで筋膜を穿刺し直モスキートで穿刺口を広げてから SILPEC 鉗子を挿入する。

図2　ポートと鉗子の挿入

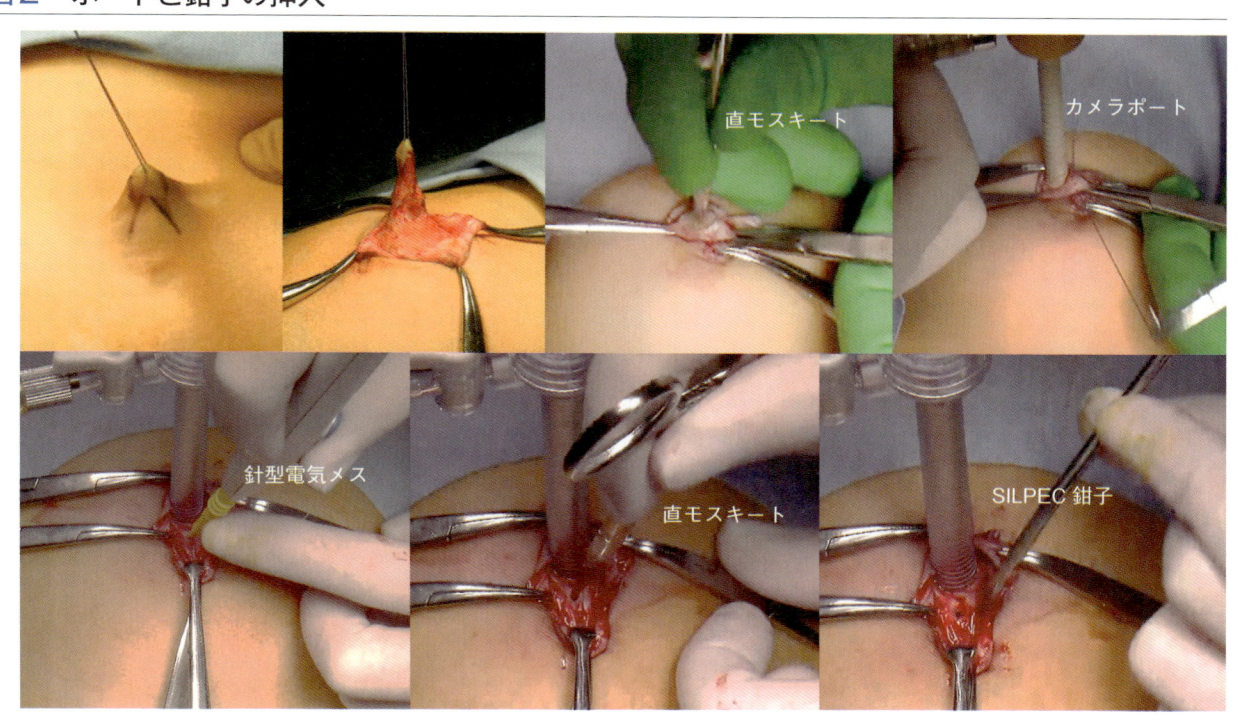

2 硬性鏡と鉗子の位置関係（図3）

実際に操作すると，硬性鏡と鉗子の干渉が問題となる。<u>斜視硬性鏡を見上げの方向で使用し，鉗子は屈曲部を腹壁に沿わせて根元は寝かせるとよい</u>。また，鉗子挿入孔からの気腹漏れの際には，濡れガーゼや縫合閉鎖で対応し，十分な気腹下で行う。

3 穿刺部位

穿刺部位はちょうど鼠径部切開法の皮膚切開部と一致し，下腹部の皺に相当する。また，<u>浅腹壁動静脈がカメラの光により透見できる</u>（図3）ので，穿刺時には血管を避けるように留意する。

4 SILPEC 鉗子の移動

両側に病変がある場合，途中で術者は移動し，SILPEC 鉗子の向きも移動する。その際，<u>鉗子の先端を先に対側へ移動してから鉗子の把持部分をカメラの前側で回転させて移動すると安全である</u>。

図3　硬性鏡と鉗子の位置関係

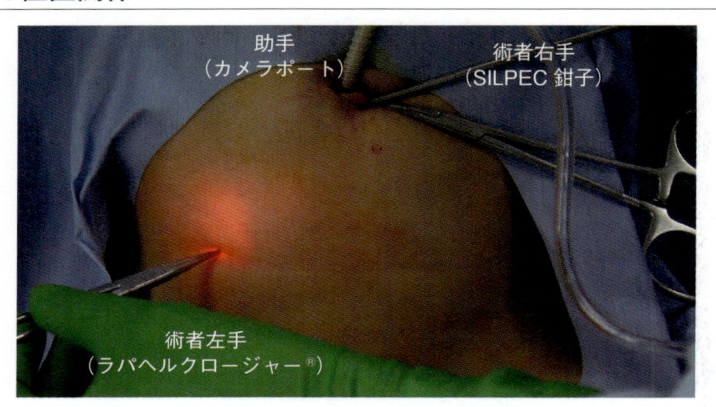

術後の注意点

1 臍創部の管理

臍を皮弁法で展開すると，術後臍の創部に発赤・腫脹を認める場合がある。軽度な場合が多く，ステロイド＋抗生剤軟膏のみで自然消退する。溶連菌などの付着を契機に蜂窩織炎を生じた場合は，早急に点滴抗生剤（ペニシリン系）を投与する必要がある。

術後早期の管理として，1週間程度はコメガーゼと通気性のよいフィルム剤を用いて臍固定し（図4），術後2週間まではシャワー浴のみとする。

図4　臍固定

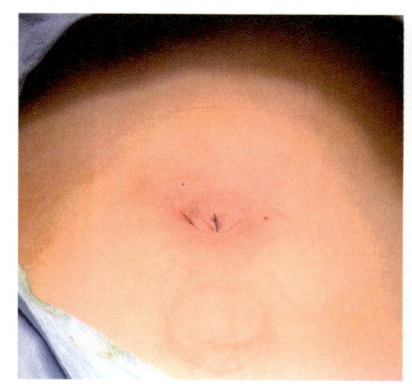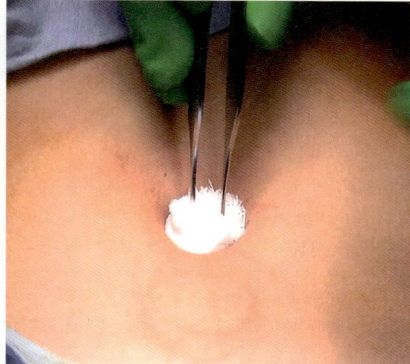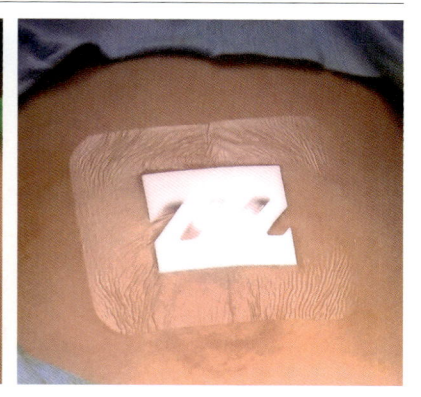

2　術後停留精巣の観察

　鼠径ヘルニア術後に停留精巣を発症するリスクがある。そのため，**術前に移動性精巣を認めた場合，LPEC 施行時に精巣固定を考慮する**。固定しなかった場合には，観察の必要性をご家族へ説明する。

文　献

1) Shibuya S, Imaizumi T, Yamada S, et al : Comparison of surgical outcomes between laparoscopic percutaneous extracorporeal closure（LPEC）and open repair for pediatric inguinal hernia by propensity score methods and log-rank test analysis. Surg Endosc 36 : 941〜950, 2022.

2) Miyake H, Fukumoto K, Yamoto M, et al : Comparison of percutaneous extraperitoneal closure（LPEC）and open repair for pediatric inguinal hernia : Experience of a single institution with over 1000 cases. Surg Endosc 30 : 1466〜1472, 2016.

3) Wu S, Xing X, He R, et al : Comparison of laparoscope-assisted single-needle laparoscopic percutaneous extraperitoneal closure versus open repair for pediatric inguinal hernia. BMC Surg 22 : 334, 2022.

4) Kurobe M, Sugihara T, Harada A, et al : Risks and benefits of pediatric inguinal hernia repair : Conventional open repair vs laparoscopic percutaneous extraperitoneal closure. Asian J Endosc Surg 15 : 290〜298, 2022.

5) Chin T, Liu C, Wei C : The morphology of the contralateral internal inguinal rings is age-dependent in children with unilateral inguinal hernia. J Pediatr Surg 30 : 1663〜1665, 1995.

6) 阪龍太，佐々木隆士，野瀬聡子，他：精系水瘤に対する LPEC. 小児外科 47 : 599〜602, 2015.

7) 久山寿子，植村貞繁，吉田篤史，他：内鼠径輪所見からみた小児精系水瘤に対する laparoscopic percutaneous extraperitoneal closure（LPEC 法）の妥当性について．日小外会誌 50 : 1099〜1103, 2014.

8) 城田千代栄，田井中貴久，住田互，他：卵巣滑脱ヘルニアに対する腹腔鏡下鼠径ヘルニア手術．日小外会誌 57 : 536, 2021.

9) Fukuhara M, Onishi S, Handa N, et al : Spontaneous reduction age for ovarian hernia in early infancy. Pediatr Int 64 : e15024, 2022.

10) Hirabayashi T, Ueno S, Hirakawa H, et al : Surgical treatment of inguinal hernia with prolapsed ovary in young girls : Emergency surgery or elective surgery. Tokai J Exp Clin Med 42 : 89〜95, 2017.

11）田原博幸，高松英夫，加治建，他：捻転壊死を起こした卵巣滑脱ヘルニアの乳児例．小児科臨床 51：498，1998.

12）Uchida H, Kawashima H, Goto C, et al：Inguinal hernia repair in children using single-incision laparoscopic-assisted percutaneous extraperitoneal closure. J Pediatr Surg 45：2386〜2389，2010.

13）Obata S, Ieiri S, Jimbo T, et al：Feasibility of single-incision laparoscopic percutaneous extraperitoneal closure for inguinal hernia by inexperienced pediatric surgeons：Single-incision versus multi-incision randomized trial for 2 years. J Laparoendosc Adv Surg Tech A 26：218〜221，2016.

14）Murase N, Uchida H, Seki T, et al：A feasibility of single-incision laparoscopic percutaneous extraperitoneal closure for treatment of incarcerated inguinal hernia in children：Our preliminary outcome and review of the literature. Nagoya J Med Sci 78：19〜25，2016.

15）嵩原裕夫，西原実，宮平工，他：成人外鼠径ヘルニアに鼠径床を剥離せず，メッシュを使用しない LPEC 法および Advanced LPEC 法の術後短期・中期成績．日外会抄集 121：SF-038-3，2021.

16）Kaneko K, Tsuda M：Four-triangular-skin-flap approach to umbilical diseases and laparoscopic umbilical port. J Pediatr Surg 39：1404〜1407，2004.

（加藤　翔子，金子健一朗）

技術認定医合格に向けて私の経験 ～秘訣と心得

合格の道とその先へ

はじめに

　TAPPの手術は他領域の技術認定審査手術と違って手術時間が短く，またソロサージェリーの手術です。技術認定審査で高難度手術といわれている手術は，助手やスコピストとチームを組み，手術手技の定型化を図って合格ビデオを作成することになります。術者だけでなく助手との協調や術者主導の観点で審査されるためチーム力もあわせて審査されると思います。逆にTAPPの手術は周知のとおり，術者とスコピストのみで行う手術であり細かい手術手技能力はもちろんのこと，瞬時の判断能力や手術の進め方も問われるため，より個人として審査されることになります。

　本書を読まれる方々はTAPPで技術認定医を目指そうとされている方々がほとんどであると思われますので，少しでも実りになるよう僭越ではありますが合格するまでの私の体験談とアドバイスを，手術手技以外の面で紹介させていただきます。

"たかがヘルニア"は絶対だめ

　TAPPで審査ビデオを作ろうと決めたとき，まず最初に必要なことは思考概念の変換です。昔から外科医の最初は"ヘモ・ヘルニア・アッペ"といわれており，現在でも他科の医師がそのように呼称しているくらいです。確かにこれらの手術は駆け出しの外科医，もしくは病院によっては初期研修医ですら執刀する機会が与えられる病院もあると思います。しかしそれは，ヘモ・ヘルニア・アッペの手術が外科手術の基礎であり，すべての手術の基本となるからです。外科医なら誰しもが「大きな手術をやりたい」，「やったことのない初めての手術をやりたい」と思うだろうと思います。もちろん外科医である以上，その思いはもちつづけなければならないでしょうが，かといって「ヘルニアなんて」という思いは絶対に変えなければなりません。

そのような気持ちでは絶対に合格ビデオを作成することはできないです。

　私も最初は「正直ヘルニアなんて」という気持ちが少なからずありました。しかし，技術認定合格を目指すためにヘルニアをもっと知ろうとし，勉強して，手術前にたくさんイメージして手術に臨むようになりました。どんな手術でもそうですが，やればやるほど奥が深いことを知り新たな発見があります。"たかがヘルニア"，"されどヘルニア"，"奥が深いヘルニア"です。ヘルニアという疾患を熟知し，極めてやろうという熱意をもって技術認定合格を目指すことが必要です。

解剖の熟知

　あらゆる手術についていえることですが，解剖の把握は必須です。TAPPの手術に特異的な解剖知識については本書の他項で詳細に記載されていますのでぜひ一読していただければと思います。ただ，手術書を読むだけでは解剖を知るだけになってしまいます。TAPPで技術認定合格を達成するためには，TAPPのための解剖を知る必要があります。

　私は自分で執刀した手術ビデオと手術書を照らし合わせながら手術ビデオを見直すことから始めました。そして手術書に記載されているような視野展開をするためにはどうすればいいか，腹膜だけをもつのか腹膜前脂肪も一緒にもつのか，どの方向にどれぐらいのテンションで引くのか，優位鉗子はどの向きに進めるのか，どの層で剝離すれば出血しないかなど1例の手術ビデオを最初のうちは何度も何時間も見直し考えました。

　TAPPの技術認定合格を目指す人がMPOやdangerous zoneなどを把握しておらずに落第地雷を踏むようなことは決してないはずです。例えば自分が腹膜と深葉，浅葉のどの間を剝離しているか，どこで進むとattenuated posterior rectus sheathが露出される

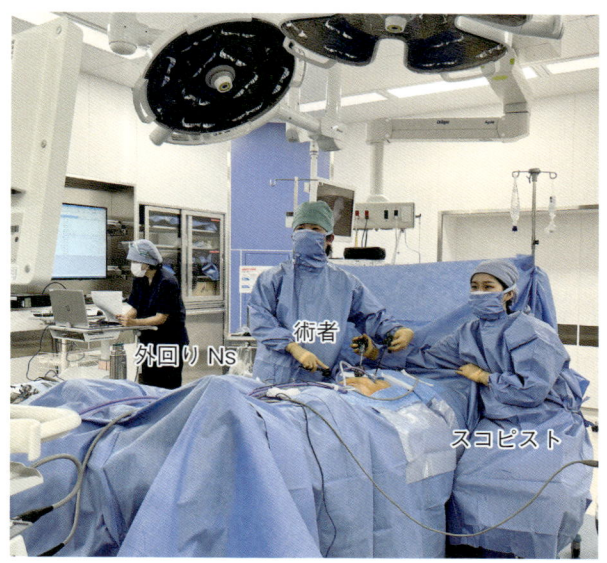

図1 当院の TAPP（左側病変）手術風景

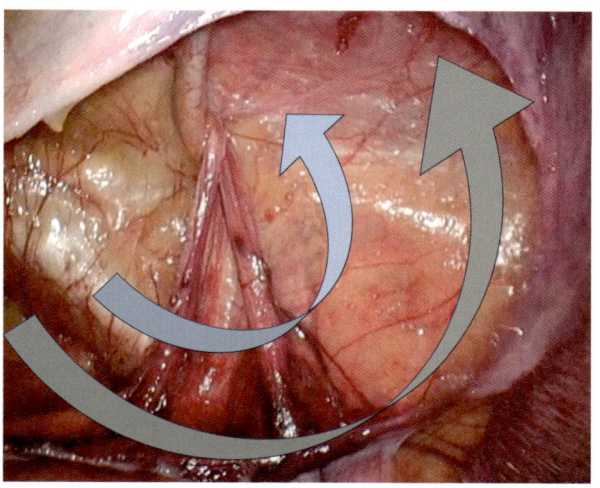

図2 腹膜剥離のイメージ：反時計回りに2周

か，はたまた切離しているのかなどは TAPP をやらないかぎりは理解しきれないと思います。TAPP を極めるためには特有の解剖知識を改めて学びなおすことが必要でした。

ソロサージェリー

いうまでもなく TAPP は術者とスコピストとの2人で行う手術です（図1）。技術認定審査項目には「カメラオペレーターとの遠近操作の指導性」という項目があり，術者主導のもとスコピストとの協調が問われています。正直，私が修練してきて思うことは，スコピストは自分より若い医師もしくは気兼ねなく指示できる同世代の医師にスコピスト助手をしてもらうべきだと思います。もちろん，指導医による手術指導を仰ぐ修練の時期は絶対的に必要です。実際，私も上司の指導医にスコピストをしてもらい，何例も指導を仰ぎました。ただ，技術認定審査ビデオを作る際はより細かくスコピストに指示をするべきです。「もっと近づいて」や「ちょっと離れて」というような指示は常に声掛けしたほうがいいです。「これぐらいならちょっとカメラが離れているけど，できるからいいや」と思っても，そこで減点されるのです。これでもかというくらい細かくスコピストへ指示をするには，どれだけ気心の知れた仲のよい上司よりも（ないとは思いますが，たとえ良好な関係でないとしても）自分より若い医師にカメラオペレーターを手伝ってもらうべきと思います。審査員はその指導の仕方についても採点しているのです。

スムーズな手術の流れ

前項と続きますが，TAPP はほかのどの領域の技術認定審査手術にも勝る術者主導の手術です。術者のみの判断で，腹膜環状切開→腹膜前腔の剥離→メッシュ展開→腹膜縫合とすべての一連の操作を迷うことなく操作する必要があります。そのためには場面場面でどのような視野展開を行うかが重要です。非優位鉗子で把持するヘルニア嚢や腹膜を牽引する方向や強さ，優位鉗子で剥離・切開する方向のどれもが有効でなければなりません。先にも述べましたが，私は指導医の手術ビデオを何度も何度も見直し，自分の手術ビデオと見比べて次の症例に生かすようにしました。

TAPP は少々大雑把でもいいので鈍的な剥離をする場面もあれば，腹膜1枚だけを破れないよう慎重に把持し，かつ繊細で丁寧な剥離・切離を要する場面もあります。それらの使い分けをより審査員にアピールし魅せる手術を行うことが必要です。さらには，腹膜前腔の剥離があっち行ったりこっち行ったりするのも審査の印象はよくないです。私は実際，「円を描くような腹膜剥離を2周以内で終わらせる」と指導を受けました（図2）。この2周以内というのが大変で，十分な腹膜剥離を行いつつ操作が雑にならないようするためには一手一手がいかに有効な操作となるかが大事になってきます。ゆっくり細かすぎるのもよくないのです。審査項目には「サックの処理中に迷いがあり，手術時間の延長があれば減点」とあります。手術に一切の迷いがなく突き進むのです。

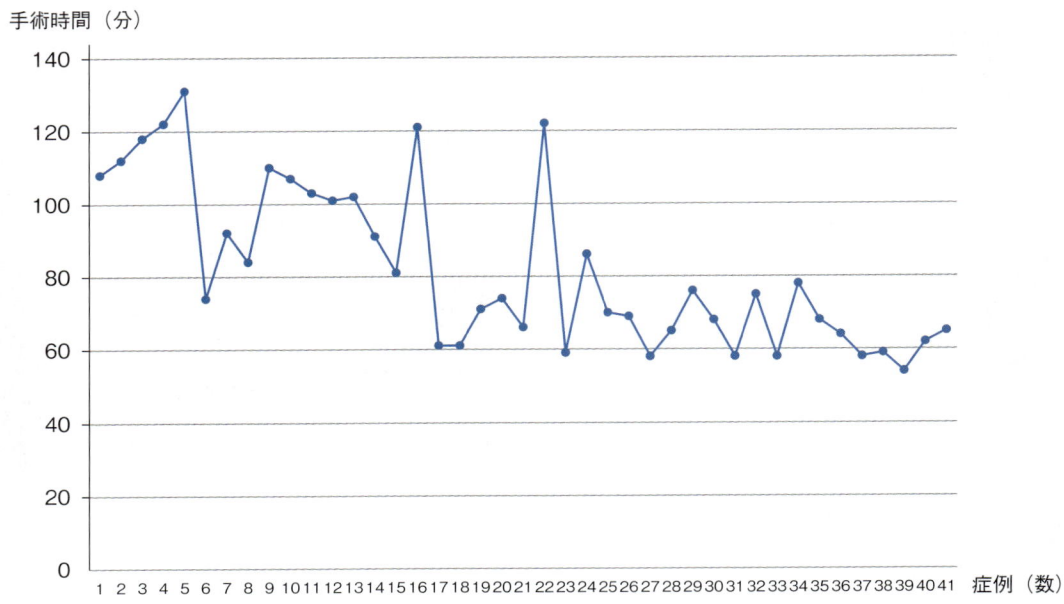

図3 片側 L 型ヘルニアの手術時間ラーニングカーブ

　佐野教授が巻頭言で述べているとおり，手術の一連の流れが art になるような手術ビデオを作成するためには，あとから見直したときに１時間程度の手術操作すべてを見入ってしまうようなビデオを作らなければなりません。常に迷うことなく，有効な剝離・切開を行って手術を完遂するのです。そのために自分の手術ビデオと指導医（合格者）の手術ビデオをひたすら見続けてイメージを確立する努力を要しました。

審査ビデオは減点方式

　TAPP の実際の腹腔鏡下手術操作時間は１時間前後です。技術認定審査はその１時間のビデオを審査員が減点方式で審査し，合格率20％の合否が判定されます。これは悪くいえば手術の"粗さがし"がなされるのです。自分たちが予想している以上に厳しい視点で審査されます。実際に私が審査ビデオでいただいたコメントをいくつか紹介すると，「脂肪組織は腹壁に残す層で，腹膜のみを剝離したほうがいい」「（説明には）内側臍ヒダを牽引してと書かれているが○分○秒のときに実際にもっているのは内側臍ヒダの脂肪である。内側臍ヒダを確実に大きくもつべきである」「縫合時に糸をつかみそこねるミスが１回あった」などかなり細かい部分まで審査がなされていました。

　審査ビデオは，審査員の方に<u>審査をしていただく</u>ビデオです。手術全体の印象も大事になります。ヘルニアを治すことは当然のうえで，手術全体のスムーズさと細かい手技操作を魅せて，アピールして，いかに減点を減らしていくかが合格への鍵だと思います。順調に手術が進んでも最後の腹膜縫合の場面で，結紮に手間どったり腹膜が裂けてしまったりすると印象も悪くなり大きく減点されてしまいます。私もいざ審査ビデオになり得そうなときの腹膜縫合の場面は手術着に脇汗が染み出るほど緊張しながら行ったことを今でも覚えています。審査ビデオだからと動揺することなく，自信をもって手技を行えるぐらいの余裕さがあればと思います。

技術認定医に合格するために

　深い知識と経験が問われる厳しい審査に通過するためには長い時間と労力を投資する必要があります。手術前に十分イメージをし，手術中に瞬時の判断する能力が重要でそのためには普段からの練習と忍耐，熱意が必要です。当然，手術も最初は時間がかかります。１症例ごとに見直し次に生かすよう心がけ，私の場合概ね40例前後で手術時間は安定化してきたと思われます（図3）。

　座学で学ぶこと，達人の手術をたくさん見ること，そしてできるなら直接指導を仰ぎ，また自分の手術を見直して見比べることが大事だと思います。学会や研究会，講演会も多数拝聴させていただきました。ただやはり腹腔鏡下手術技術を習得するためには日々の研鑽の積み重ねであります。ドライボックスでの練習はもちろん，M 型ヘルニアであった際でも審査ビデオのつもりで１例１例を大切に執刀し，糧としていくべ

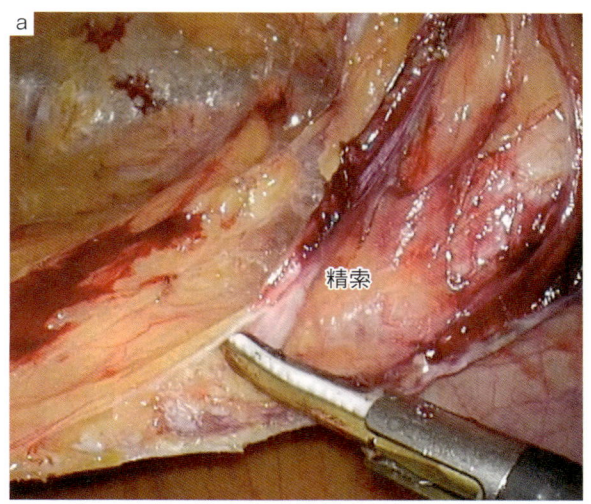

a：TAPP における精索周囲の剝離。LCS の先端で鈍的に精索を押すような剝離

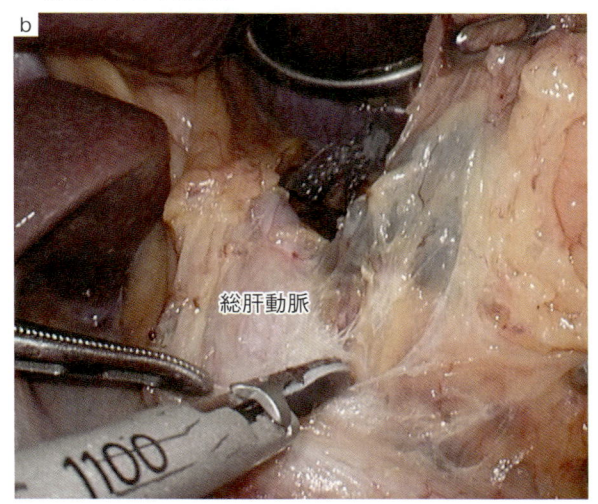

b：No. 8a リンパ節郭清時。outermost layer から組織を押すように剝離して郭清する

図4

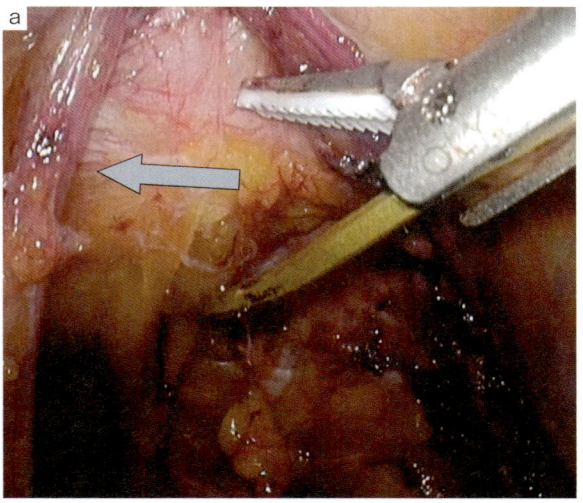

a：TAPP における腹側の腹膜剝離。ティッシュパッドを滑り込ませての剝離

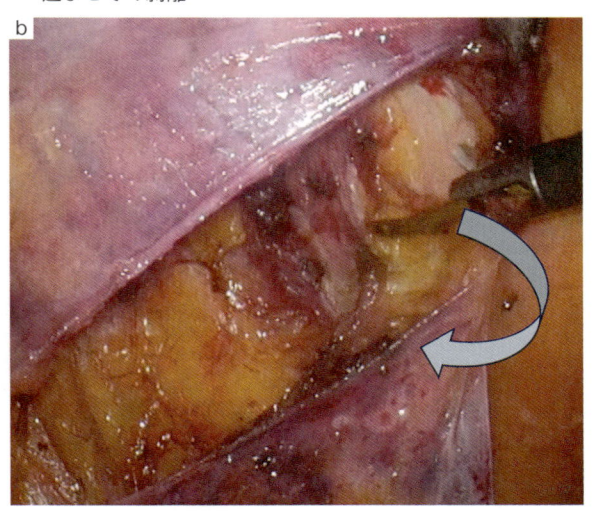

b：TAPP における外側剝離。ティッシュパッドを回転させながらの剝離

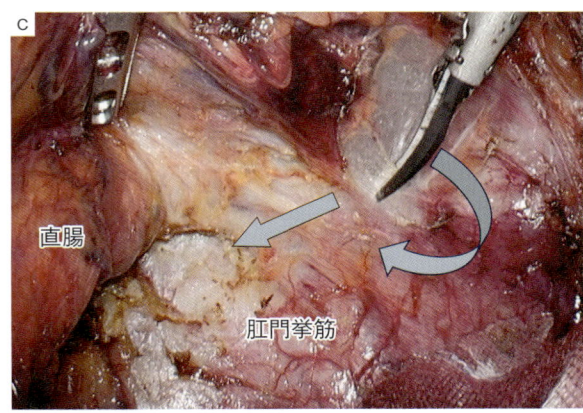

c：狭骨盤内での直腸癌手術。ティッシュパッドを滑り込ませたり，回転させて剝離

図5

きです。幸い私は環境に恵まれていたため，TAPP 以外にも並行して胃切除や大腸手術なども多数執刀させていただき，指導をいただくことができました。悪性腫瘍手術の際の適切な層でのリンパ節郭清手技と，TAPP の剝離操作や優位・非優位鉗子の協調操作はつながっていると思います（**図4**）。さらには TAPP 特有の操作，例えば LCS を回転させながらの剝離操作は狭骨盤内の直腸周囲の剝離時にも生かすことができます（**図5**）。また TAPP で確実な結紮縫合を修練することで，腹腔鏡下での縫合手技に自信をもち，ほかの手術時に何かあった際も余裕をもって縫合することができます（**図6**）。日々の業務のすべての時間を技術認定合格に向けて大切に修練し経験していくことが必要です。

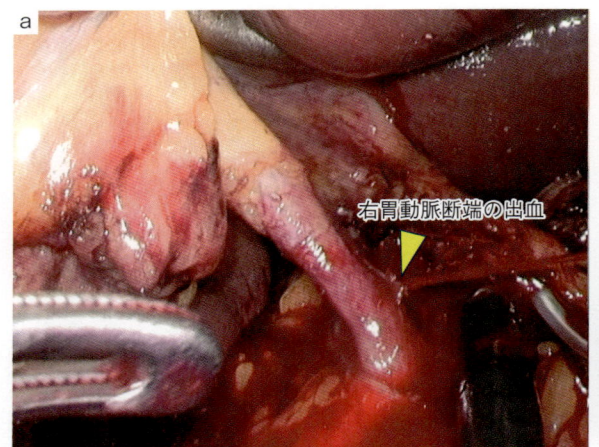

a：右胃動脈断端のクリップ外れによる出血

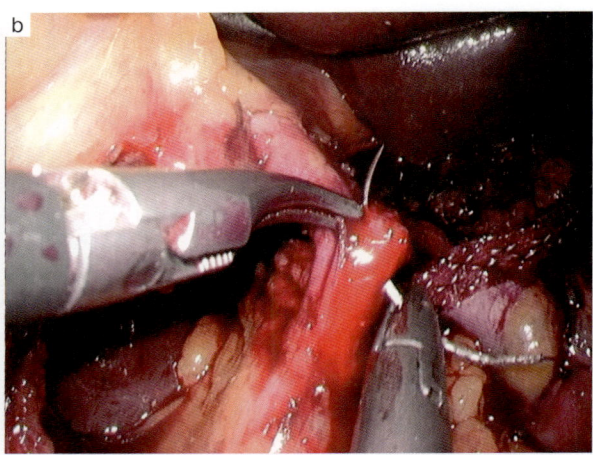

b：右胃動脈断端を縫合止血

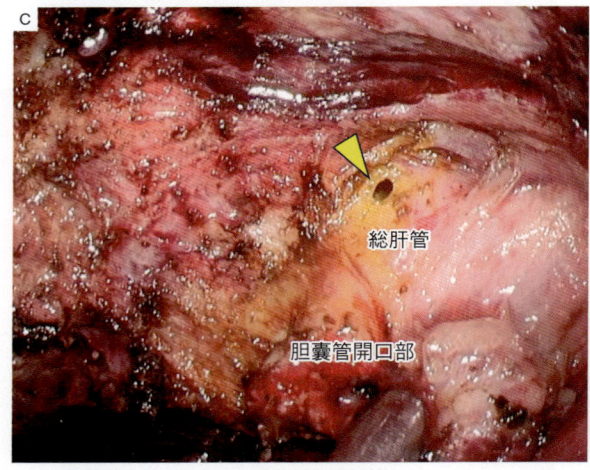

c：胆嚢亜全摘時における総肝管の副損傷

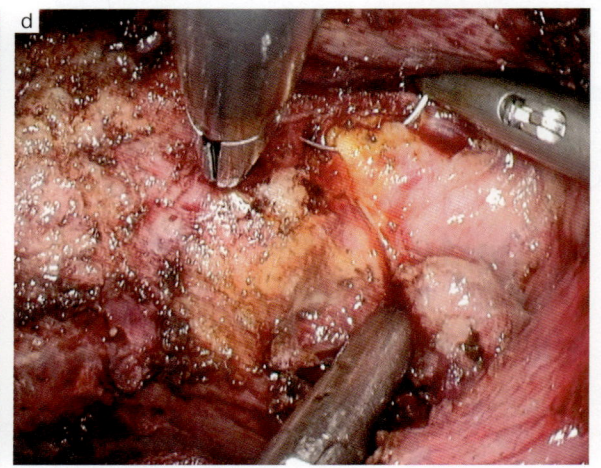

d：総肝管損傷部を縫合閉鎖

図6

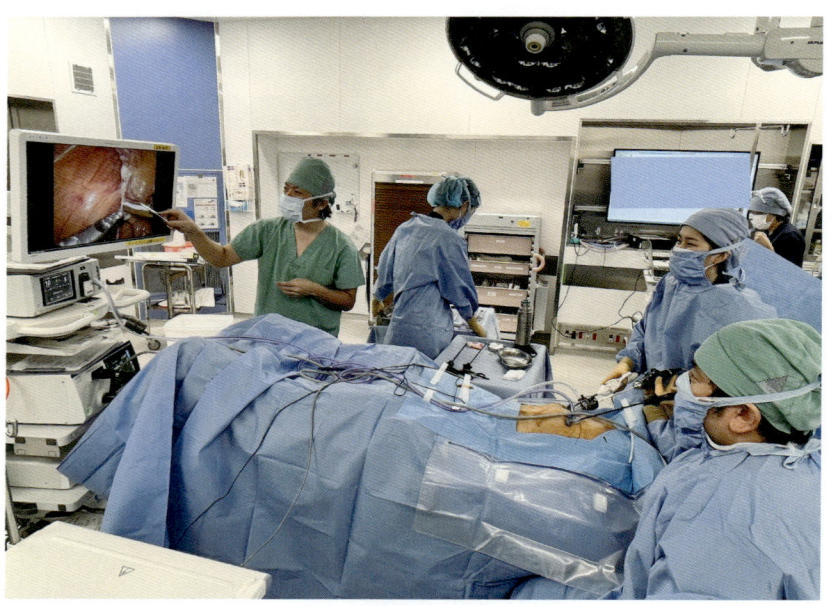

図7　後輩医師が TAPP を執刀し，術野の外から指導している風景

おわりに

私は4年前より医局人事にて病床数250床の中小規模市中病院に赴任し，指導医の立場として従事しています。昨今ロボット手術の御時世にもかかわらず，当時まだほぼ開腹手術がメインであった病院に赴任し，まずは腹腔鏡下手術を立ち上げることになりました。全身麻酔外科手術が年間200例弱の病院でしたが現在は年間400例程にまで増加することができ，その大半を腹腔鏡下手術で行い，外科医4名で日々診療をしています。当院でのTAPPは年間70例程ですが，愛知医大式を屋根瓦式に伝授すべく，術野の外から後輩医師の指導をしています（図7）。市中病院ならではのあらゆる疾患を診療する忙しさに追われる日々ですが，手術で患者さんを治してあげられることは外科医の特権です。責任をもって診療にあたり，かつ若手外科医の指導を行える立場にまで育てていただけた愛知医科大学での環境と佐野教授，齊藤先生をはじめ指導いただいた先生方には感謝しております。本書を読まれた一人でも多くの若手外科医が内視鏡技術認定医に合格し，さらには指導者として成長していかれることを勝手ながら応援させていただきます。

（倉橋真太郎）

愛知医大屋根瓦式修練

はじめに

私は2022年度の内視鏡外科技術認定医試験に合格し、ヘルニア領域での技術認定医を取得しました。ヘルニア領域における技術認定医合格率は20～25％程度であり、他領域と比較しても狭き門とされています。今回、技術認定医取得にあたり行ったことや苦悩などを綴らせていただきます

修練開始にあたり

2021年11月から技術認定医取得に向け修練を開始しましたが、当時は国内留学から帰局したばかりであり、それまでのTAPPの執刀数は10例に満たない数でした。その当時当科にはヘルニア領域での技術認定取得者が4名在籍しており、私はその際のスコピストとして数多くの症例を経験していたため、手術の手順や適切な剥離範囲などは理解したうえで修練を開始することができました。この点に関してはほかの受験者に比べ、一歩リードしたところから修練を開始できたと感じています。しかしいざ技術認定取得を目指すとなると、TAPPという手技の難しさやチャンピオンビデオをとることの難しさを痛感しました（実際始めた当初は体勢もきついし腕はしんどいし、こんな手術ができるようになるのか…？とも思っていました）。ヘルニア手術はほかの領域と異なり完全なる solo surgery であるため、自分の技量一つで勝負しなくてはなりません。また TAPP は手術時間が短く手技が凝縮されているため誤魔化しが効かず、完璧に近い手術をする必要があると感じました。

そこでまず、審査の評価基準を理解することから開始しました。内視鏡技術認定の採点は全臓器に共通し、手術進行・術野展開・手術手技でそれぞれ採点される共通基準（50点）と各臓器別に採点基準が設けられている臓器別基準（40点）と縫合結紮（10点）で構成さ

れています。採点は減点方式で行われるためアクロバティックな手技は不要で、基本に忠実な手技が求められています。共通基準は普段の内視鏡手術で培った基本的な手技を忠実に行えば大きく減点されることはありません。また、ヘルニア領域における臓器別基準評価には10項目の採点項目があり、大きく分けると剥離層に関する項目と手術手技に関する項目に分けられ、スムーズで正確な手術手技と十分な解剖学的知識が必要です（**図1**）。さらに縫合結紮手技に関しては、正確に行えば確実に10点満点をとれる項目でもっとも重要な得点源と考えました。これらのことに焦点をあて、修練を開始しました。

修練中に行ったこと

症例を重ねるにあたり、ドライボックスでのトレーニングを行いました。先にも述べたとおり、縫合結紮手技は確実な得点源であるためスムーズな手技が行えるように十分なトレーニングを要しました。TAPPにおいては術中の腹膜閉鎖での結紮縫合手技が採点対象になります。腹膜縫合閉鎖は手術の最後の手技となり、そこまでスムーズな手術ができていた場合、非常に大きなストレスがかかります。実際に腹膜剥離・メッシュ留置がうまくいってもそのプレッシャーに負け、腹膜縫合閉鎖が不十分になってしまったことも何度もありました。緊張感のなかでも確実な手技が行えるように、ドライボックスで十分なトレーニングを積んでおく必要があると感じます。また週1回のカンファレンス内で時間をいただき、その1週間で執刀した症例の振り返りと反省点についてまとめて医局内の先生方からさまざまな意見をいただきました（**図2**）。客観的に自分の手術をみていただくことで自分の気づかなかった点や改善点などを指摘していただき、次回の手術に生かすことができました。実際にはこの手術のブラッシュアップがもっとも技術向上につながった

ヘルニアの臓器別基準
（すべての項が4点満点）

臓器別基準合計点数 ☐

	項　　　　　目	点　数	
1	腹膜前腔の剥離層は適切か。		解剖に関する項目
2	腹膜前腔の前方（腹横筋腱膜弓）の剥離範囲は適切か		
3	腹膜前腔の後方（含精索周囲）の剥離範囲は適切か		
4	クーパー靱帯周囲の剥離は適切か		
5	サックの露出，処理はスムーズか		手術手技に関する項目
6	上記の操作中に不要の出血はないか		
7	メッシュの大きさは適切か		
8	メッシュは十分な範囲を覆っているか（不十分は落第地雷）		
9	メッシュは確実に展開固定されているか （dangerous zone へのタッカー打ち込みは落第地雷）		
10	腹膜を損傷していないか（TEP）， 腹膜閉鎖は確実に行えているか（TAPP）		

図1 ヘルニアの臓器別基準

〔日本内視鏡外科技術認定医ホームページより抜粋・一部加筆〕

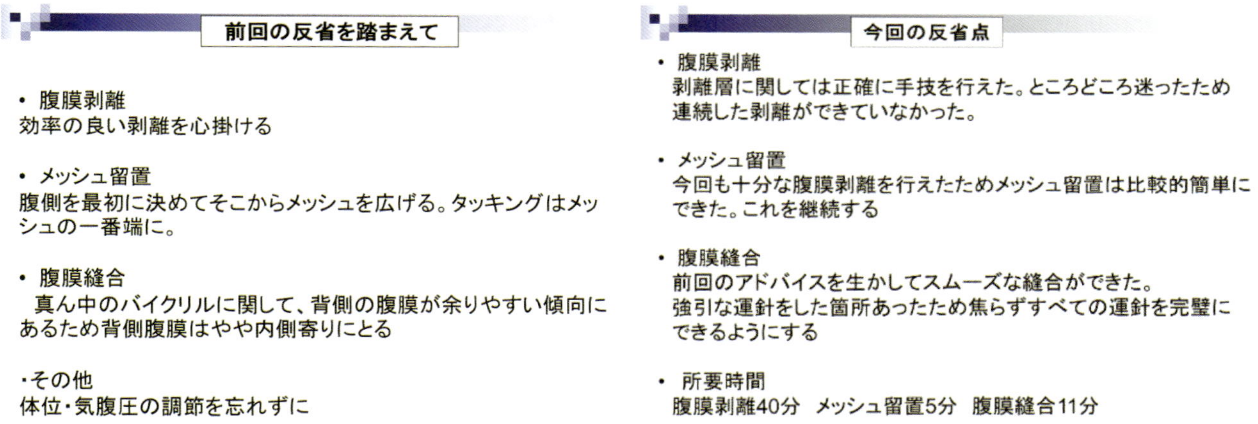

前回の反省を踏まえて

- 腹膜剥離
効率の良い剥離を心掛ける

- メッシュ留置
腹側を最初に決めてそこからメッシュを広げる。タッキングはメッシュの一番端に。

- 腹膜縫合
　真ん中のバイクリルに関して、背側の腹膜が余りやすい傾向にあるため背側腹膜はやや内側寄りにとる

・その他
体位・気腹圧の調節を忘れずに

今回の反省点

- 腹膜剥離
剥離層に関しては正確に手技を行えた。ところどころ迷ったため連続した剥離ができていなかった。

- メッシュ留置
今回も十分な腹膜剥離を行えたためメッシュ留置は比較的簡単にできた。これを継続する

- 腹膜縫合
前回のアドバイスを生かしてスムーズな縫合ができた。
強引な運針をした箇所あったため焦らずすべての運針を完璧にできるようにする

- 所要時間
腹膜剥離40分　メッシュ留置5分　腹膜縫合11分

図2 反省点をまとめたスライド

と感じます。

当院の特徴と利点

　当院は周囲に大きな市中病院がないため，大学病院ながら common disease も多く扱っています。2022年度の成人の鼠径ヘルニア手術は208例あり，そのうち156例で TAPP が施行されていました。当科では技術認定医を目指す修練医に集中して症例を集める方針をとっており，私は1年で50例の症例（L型27例，M

型20例，その他3例）を執刀しました（図3）。L型に対しては15例程度執刀したところから手術手技が安定し，提出ビデオを撮ることができるようになりました（図4）。技術認定を取得した今振り返ってみると，ビデオを3本用意する必要があるため，やはりある一定数の手術症例数は必要であると感じます。実際には約50例手術を行い，最終的に4本のビデオしか残らなかったため穴のない3本を用意することは容易ではないと考えます。さらには私が修練を開始した時点で当

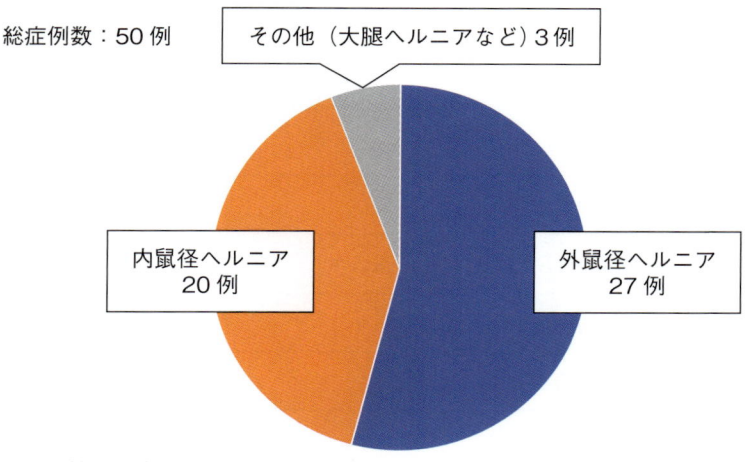

総症例数：50 例　その他（大腿ヘルニアなど）3 例

内鼠径ヘルニア
20 例

外鼠径ヘルニア
27 例

図3　技術認定取得までの症例数内訳

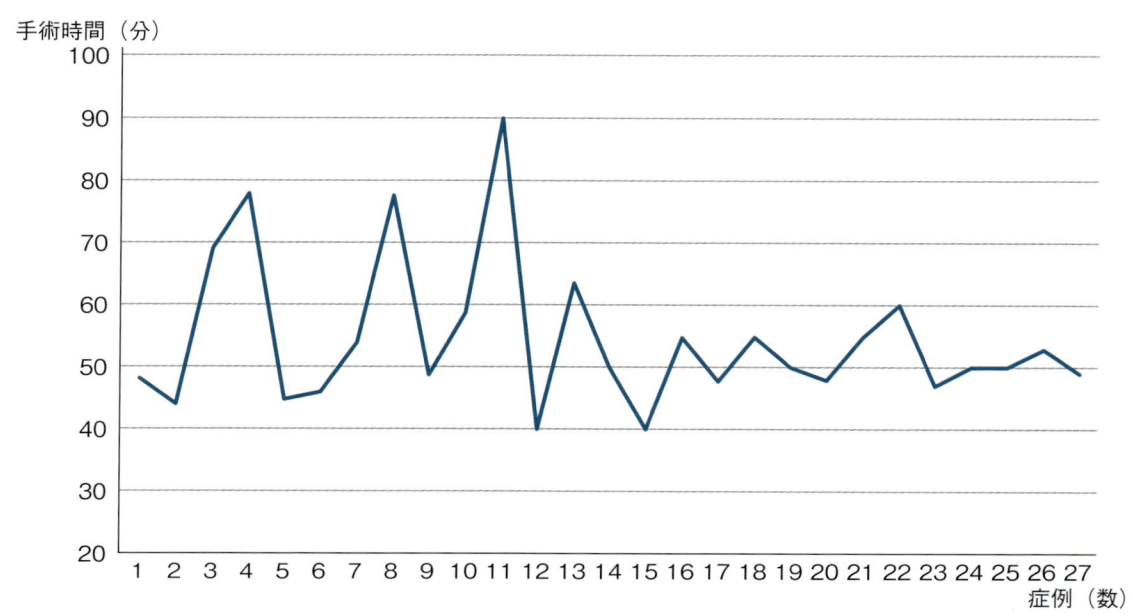

手術時間（分）

症例（数）

図4　技術認定取得までの L 型に対する TAPP 所要時間の learning curve

科には 4 名のヘルニア領域での技術認定医が在籍しており，すでに手術は定型化され，技術認定取得のノウハウが蓄積されていました。先駆者たちの存在は非常に大きく，術中だけでなくカンファレンスでのブラッシュアップにおいても多くのアドバイスを得ることができ，learning curve の短縮につながったと考えます。手術症例数が確保されていたこと，手術の定型化がなされていたこと，技術認定医が多く存在していたことは私が技術認定を取得するにあたり，非常に重要な点であったと感じました。

当科におけるドライボックストレーニング

　先に記したとおり，縫合結紮は確実な得点源となっています。当科ではヘルニア領域での技術認定取得を

目指す若手外科医が中心となり，定型化したドライボックスでのトレーニングを行っています。まず，TAPP の腹膜閉鎖の時間を計測します。このときは鉗子の協調運動が稚拙で時間がかかってしまっています。その後，集中したトレーニングを行います。具体的にはドライボックスに針を入れるところから時間を計測し，針を把持し dancing needle を左右 3 回転ずつ行います。その後，縫合し結紮を10回行う合計時間を計測します。また，ドライボックス内で折り紙（**図5**）を折る時間を計測します。これらを約 1 カ月間継続し，再度実際の腹膜閉鎖を行い，その時間を再計測します。トレーニング前半・後半で分けると明らかにに鉗子操作が円滑になり時間を短縮することができました（**図6**）。そのほかにも折り鶴の作製などを行

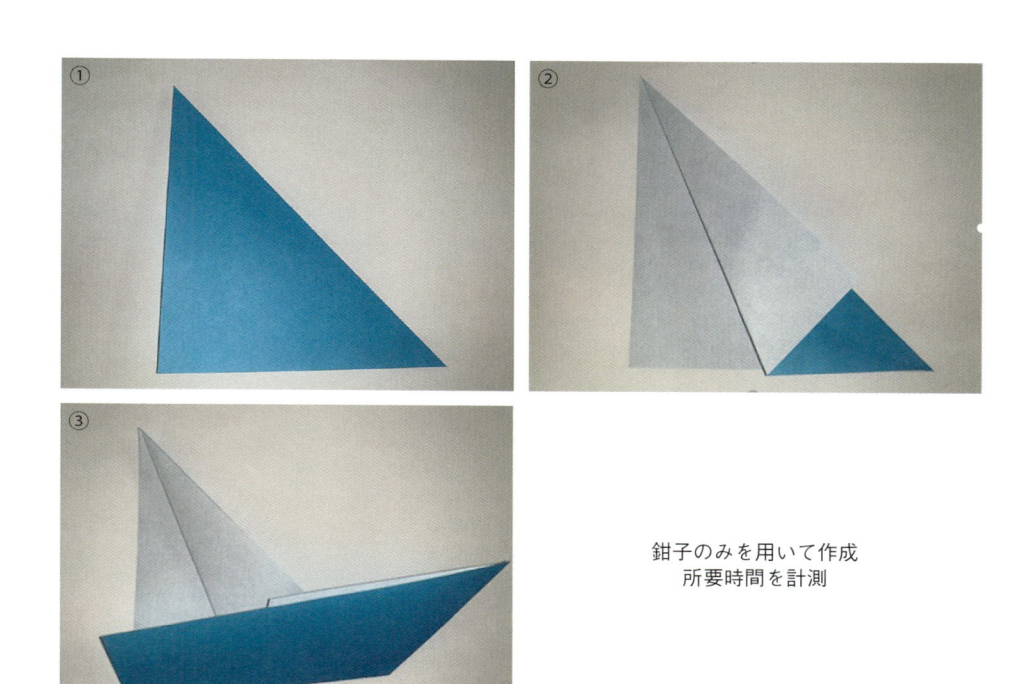

鉗子のみを用いて作成
所要時間を計測

図5 折り紙（ヨット）

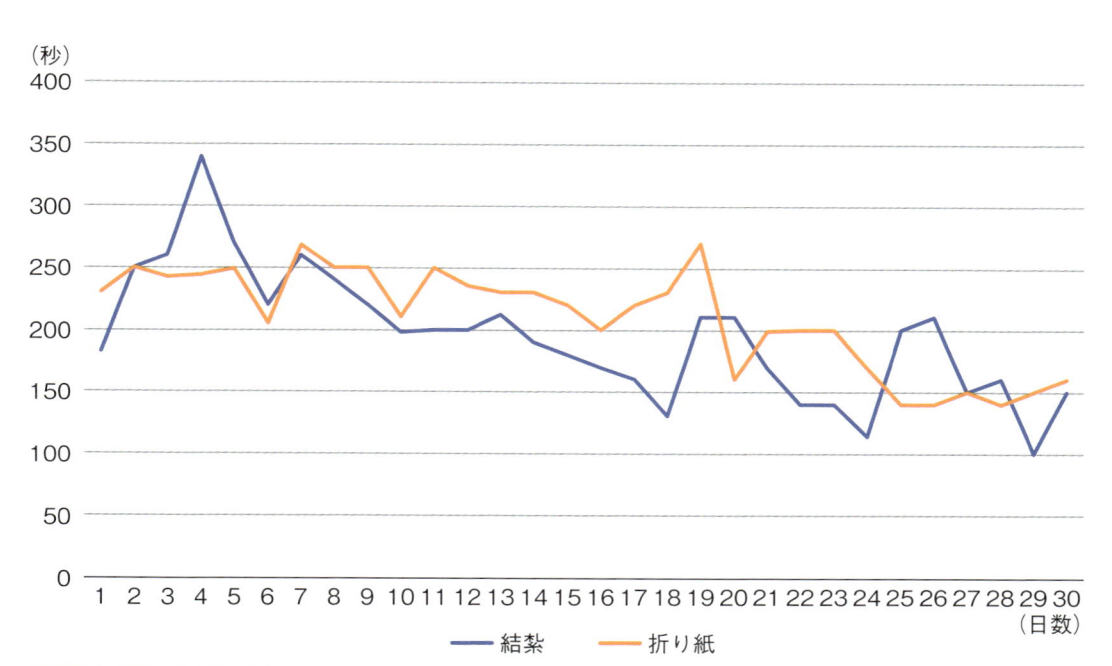

結紮　　折り紙

	前半15例（中央値）	後半15例（中央値）
①針回し・縫合・結紮	183〜340秒 （216秒）	100〜210秒 （150秒）
②折り紙作製（ヨット）	205〜249秒 （240秒）	140〜270秒 （170秒）

図6 ドライボックストレーニングの learning curve
いずれも後半では手技時間は短縮された

い，医局員全体で手術手技の向上に取り組んでいます。ドライボックスでのトレーニングは必要不可欠であり，集中的なトレーニングを行うことでより効率的に効果を得ることができると考えます。

今後について

現在当科ではヘルニア領域で7名の内視鏡技術認定医が所属しています。先にも述べたとおり，修練医に

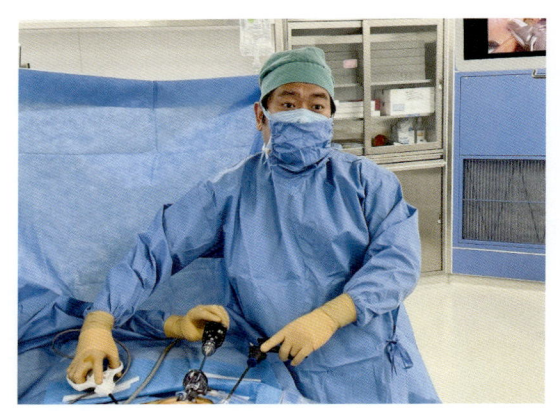

図7　TAPP 執刀時の写真

症例を集中する方針になっているため修練中と比較すると執刀する症例は少なくなりますが，今後もヘルニア領域での合格が続くように指導の側に回り精進していきたいと思っています。私の苦労話が技術認定を目指す方々の力に少しでもなれれば幸いです。

（鈴木　健太）

愛知医科大学式　ラパヘルの要点

定価（本体価格 6,500 円＋税）

2025年 2 月18日　　第 1 版第 1 刷

監　修　佐野　　力
　　　　齊藤　卓也
発行者　長谷川　潤
発行所　株式会社　へるす出版
　　　　〒164-0001　東京都中野区中野2-2-3
　　　　電話　（03）3384-8035（販売）　　（03）3384-8155（編集）
　　　　振替　00180-7-175971
　　　　https://www.herusu-shuppan.co.jp
印刷所　広研印刷株式会社

©2025 Printed in Japan　　　　　　　　　　　〈検印省略〉
落丁本，乱丁本はお取り替えいたします。
ISBN 978-4-86719-109-5